AF537317

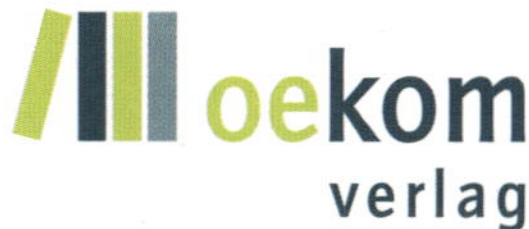
oekom
verlag

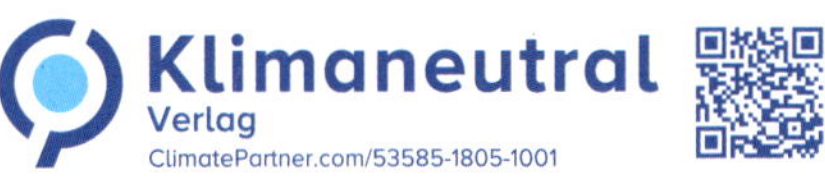

Selbstverpflichtung zum nachhaltigen Publizieren
Nicht nur publizistisch, sondern auch als Unternehmen setzt sich der oekom verlag konsequent für Nachhaltigkeit ein. Bei Ausstattung und Produktion der Publikationen orientieren wir uns an höchsten ökologischen Kriterien. Dieses Buch wurde auf 100 Prozent Recyclingpapier, zertifiziert mit dem FSC®-Siegel und dem Blauen Engel (RAL-UZ 14), gedruckt. Auch für den Karton des Umschlags wurde ein Papier aus 100 Prozent Recyclingmaterial, das FSC®-ausgezeichnet ist, gewählt. Alle durch diese Publikation verursachten CO_2-Emissionen werden durch Investitionen in ein Gold-Standard-Projekt kompensiert. Die Mehrkosten hierfür trägt der Verlag. Mehr Informationen finden Sie hinten im Buch und unter: www.oekom.de/allgemeine-verlagsinformationen/nachhaltiger-verlag.html

Bibliografische Information der Deutschen Nationalbibliothek:
Die Deutsche Nationalbibliothek verzeichnet diese Publikation in der Deutschen Nationalbibliografie; detaillierte bibliografische Daten sind im Internet über http://dnb.d-nb.de abrufbar.

Gesellschaft für ökologische Kommunikation mbH,
Waltherstraße 29, 80337 München
in Kooperation mit dem Verlag Systemische Medizin AG, Bad Kötzting

Umschlaggestaltung und Layout: Jorge Schmidt
Lektorat: Petra Zimmermann
Korrektur: Maike Specht, Berlin
Satz: Ines Swoboda, oekom verlag

Druck: Friedrich Pustet GmbH & Co. KG, Regensburg

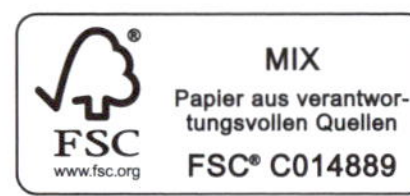

ISBN 978-3-96238-104-2

Johannes Bernot
Andrea Hellwig
Claudia Nichterl

Heuschnupfen

Gesund leben mit Chinesischer Medizin

Band 3 der Reihe

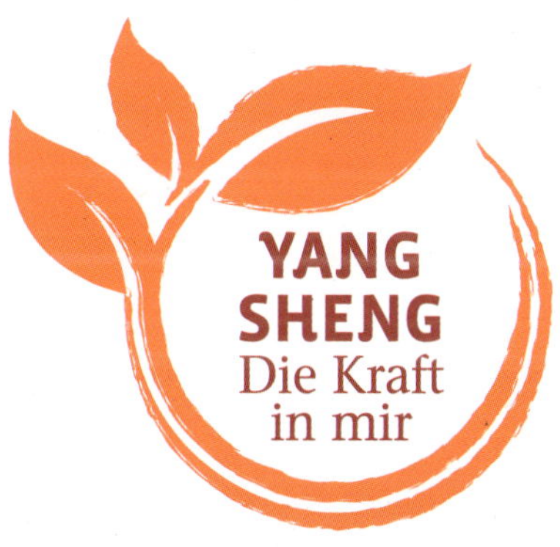

Unter Mitarbeit von
Helmut Schramm und Christiane Tetling

Inhalt

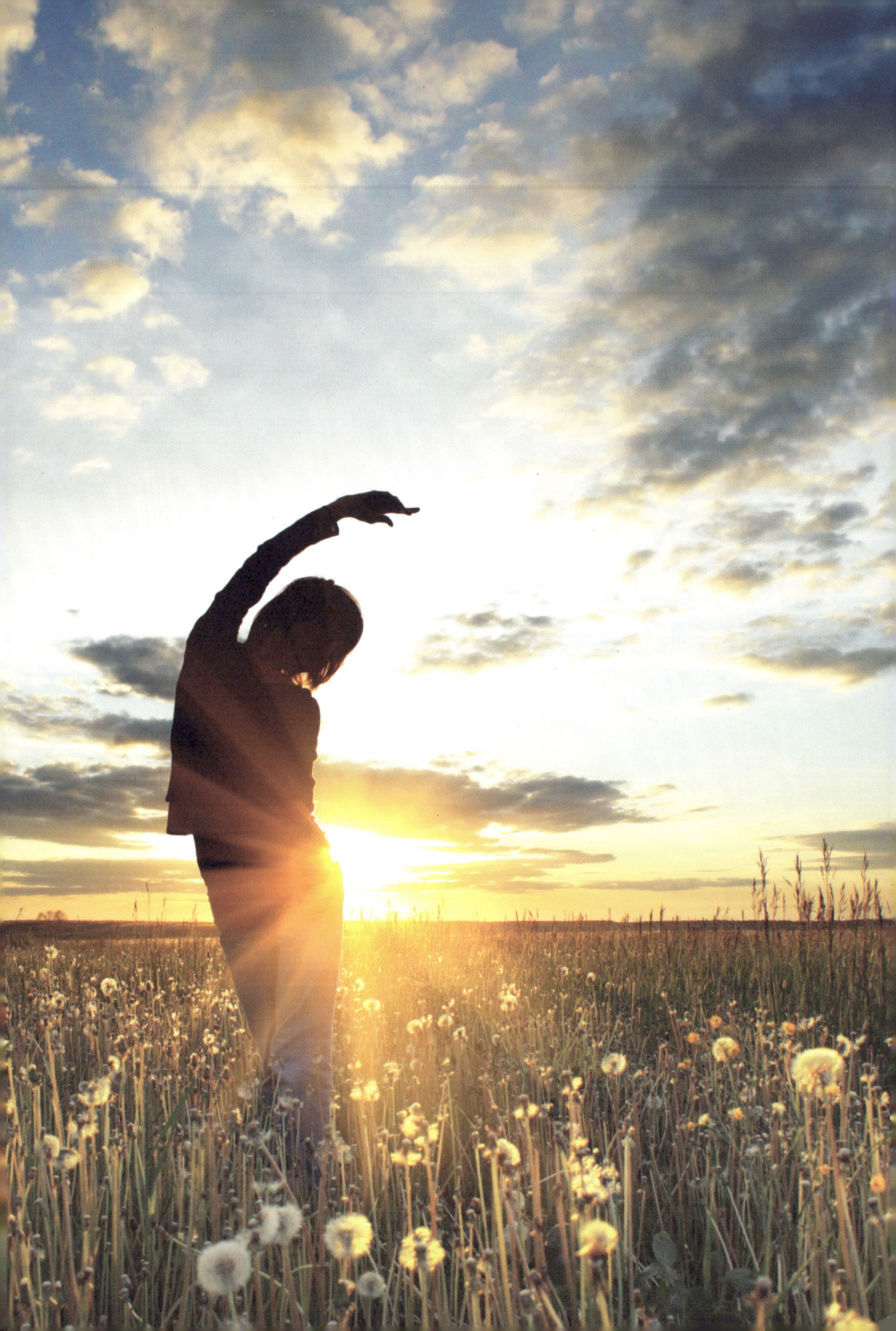

基础

Die Grundlagen des Yang Sheng

Yang Sheng ist ein wichtiges Prinzip innerhalb der Chinesischen Medizin, das die Prävention von Krankheiten zum Ziel hat.

Erkrankungen wie Heuschnupfen lassen sich mit Methoden und Maßnahmen der Chinesischen Medizin gut und auf natürliche Weise eindämmen. Neben einer Behandlung dieses Krankheitsbildes durch einen ausgebildeten Therapeuten kennt die Chinesische Medizin viele Mittel und Wege, um selbst etwas gegen die Beschwerden und Ursachen zu tun. Dies ist möglich sowohl in der akuten Phase als auch in den Zeiten ohne akute Beschwerden.

Leiden Sie das gesamte Jahr über an Symptomen des Heuschnupfens – medizinisch spricht man hier von der chronisch-allergischen Rhinitis –, finden Sie in diesem Buch ebenfalls Maßnahmen zur Selbsthilfe.

Ganzheitliche Betrachtung des Menschen

Die Chinesische Medizin beruht auf einer Weltanschauung, in der das Universum als ein Ganzes verstanden wird, als ein Makrokosmos, der in einem kontinuierlichen und zyklischen Prozess aus Entfaltung und Wandlung besteht. Alles ist miteinander verbunden, alles bedingt sich gegenseitig. Der Mensch ist Teil dieser Gesamtheit und stellt gleichzeitig das Abbild des Universums im Kleinen dar. Dementsprechend ist die Chinesische Medizin eine ganzheitliche Methode, die jedes einzelne Element nur in Relation zum Ganzen verstehen kann.

Diese Sichtweise auf alles Leben bildet die Grundlage für den ganzheitlichen Ansatz in der Chinesischen Medizin – der Mensch kann nicht unabhängig von seiner Umwelt betrachtet werden. Alles bildet eine Einheit, alles bedingt sich gegenseitig, alles ist in ständiger Veränderung.

Ein Symptom wird daher immer als Teil einer Gesamtheit betrachtet. Die Chinesische Medizin versucht zu verstehen, wie sich das Symptom in das »Gesamtsystem Mensch« einfügt. Es zeigt sich immer im Gesamtgefüge der körperlichen, geistigen und seelischen Ebenen des Menschen und ist Ausdruck seiner individuellen Situation.

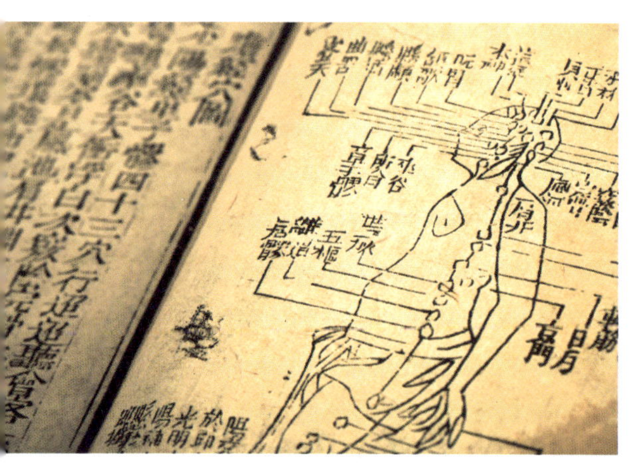

Der chinesische Arzt richtet daher seine Aufmerksamkeit auf das gesamte Individuum. Er fasst alle relevanten Informationen – Symptome, Charakteristika und Lebensumstände des Patienten – zu einem Gesamtmuster zusammen. Aus diesen Informationen ergibt sich ein Muster der »Disharmonie«, das ein Ungleichgewicht in der gesamten Person des Patienten auf allen drei Ebenen beschreibt.

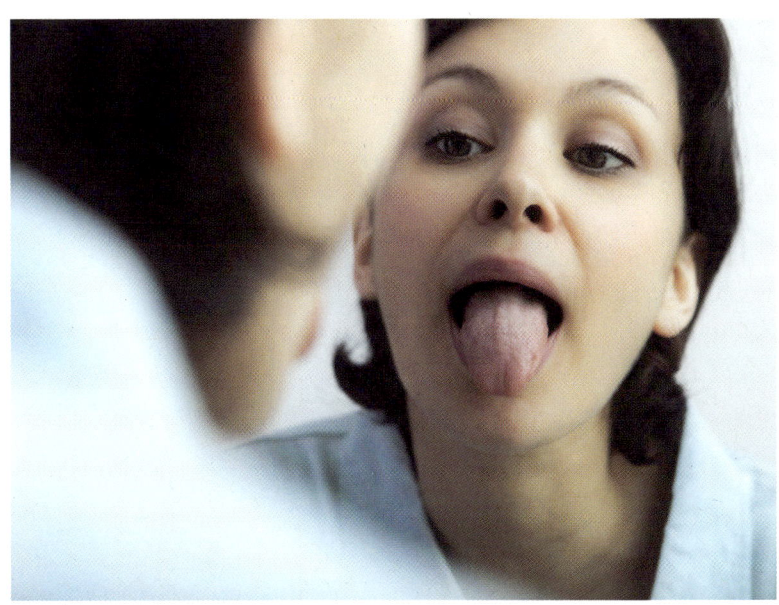

Die Zunge lässt Rückschlüsse auf Ungleichgewichte zu

Um das Disharmoniemuster zu ermitteln, wendet der chinesische Arzt ein differenziertes Vorgehen aus Gespräch, Befragung, Beobachtung und Abtasten an. Mit Methoden wie der Puls- und Zungendiagnostik können bereits früh gesundheitliche Ungleichgewichte festgestellt werden – noch bevor sich diese in einer bestimmten Erkrankung manifestieren. Auf dieser Grundlage kann er dem Patienten Empfehlungen geben und die Aufmerksamkeit beispielsweise auf die Art und Weise seiner Ernährung, seines Trinkens, seines Bewegungsverhaltens, Denkens und Schlafens lenken.

Mithilfe der Informationen in diesem Buch und ein wenig Selbstbeobachtung werden Sie in der Lage sein zu beurteilen, welche Faktoren aus Sicht der Chinesischen Medizin zum Erkrankungsbild Heuschnupfen geführt haben. Dieses Buch vermittelt Ihnen zudem mögliche Selbstbehandlungsmaßnahmen, mit denen Sie akute Beschwerden lindern und in bestimmten Fällen auch beseitigen können. Wichtig ist in diesem Zusammenhang auch die Vorsorge vor zukünftigen Episoden von Heuschnupfen. Auch hierzu finden Sie Maßnahmen und Tipps, wie Sie diese mindern oder gar verhindern können.

Yang Sheng

Eine der Stärken der Chinesischen Medizin besteht darin, dass sie nicht nur die Behandlung von Krankheiten umfasst. Einen ebenso wichtigen Teil der Medizin bilden die verschiedenen Methoden zur Gesunderhaltung des Menschen. Der Patient wird vom Arzt angeleitet, schwächende und auf Dauer krank machende Verhaltensweisen und Einflüsse zu vermeiden. Dieser präventive Charakter ist einer der großen Schätze der Chinesischen Medizin.

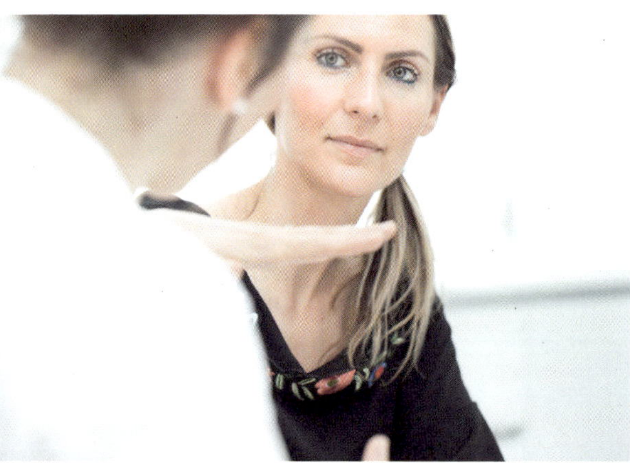

Die Art und Weise, wie wir unser Leben gestalten, liegt in unserem eigenen Verantwortungsbereich. Unser Lebensstil beeinflusst unsere Gesundheit, aber auch die Entwicklung von Krankheiten. Dieses Konzept ist fest im medizinischen Denken verankert. Selbstverantwortung ist ein wichtiger Bestandteil der Chinesischen Medizin und findet sich wieder im Konzept des *Yang Sheng*.

Yang Sheng kann mit »Gesundheitsförderung und Lebenspflege« oder »das Leben nähren« übersetzt werden. Es beinhaltet Methoden zur Verbesserung der Gesundheit und des seelischen Gleichgewichts – und damit Methoden zur Vermeidung von Krankheiten.

Yang Sheng entstammt der philosophischen Denktradition des Daoismus, der die chinesische Kultur und auch die Medizin maßgeblich geprägt hat. Der Daoismus hat sich intensiv mit Methoden zur Lebensverlängerung beschäftigt und leitet daraus ein System an praktischen Anweisungen zur Lebenspflege ab.

Dabei werden »innere« und »äußere« Methoden unterschieden. Mit den »inneren Methoden« fördern wir die innere Ruhe, das seelische Gleichgewicht und schützen uns vor krank machenden Einflüssen. Dies sind beispielsweise Meditation oder die Bewegungskünste Taijiquan oder Qigong (siehe Seite 13). Mit Achtsamkeit hinsichtlich natürlicher und gesunder Ernährung oder der Einnahme von natürlichen Arzneien kultivieren wir die »äußeren Methoden« zur Gesunderhaltung.

Yang Sheng bildet heute ein umfassendes und differenziertes Konzept zur Prävention, das mittlerweile die Basis vieler moderner Lebensstilprogramme darstellt.

Yang Sheng ist das Leitmotiv dieser Ratgeberreihe. Wenn Sie *Yang Sheng* in Ihren Alltag integrieren, wird diese Lebenseinstellung Ihre Gesundheit positiv beeinflussen und Ihnen dabei helfen, Ihre Beschwerden zu lindern oder im besten Fall zu beseitigen.

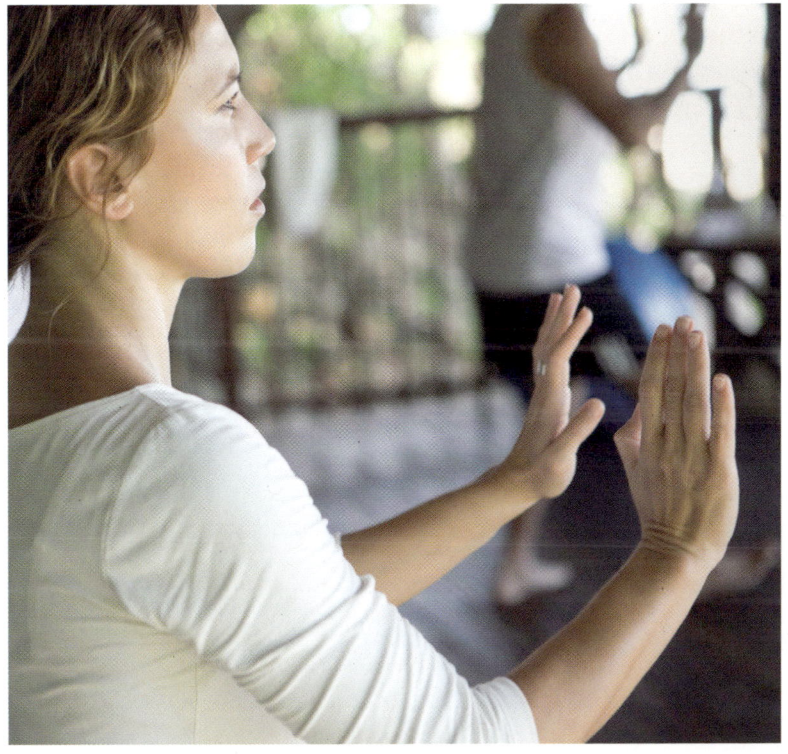

Mit den Methoden des *Yang Sheng* fördern wir unsere Gesundheit

Die fünf Säulen der Chinesischen Medizin

Die Chinesische Medizin stellt heute – neben der ayurvedischen Medizin – das wohl älteste Medizinsystem weltweit dar. Ihre Wurzeln können bis ins dritte vorchristliche Jahrtausend zurückverfolgt werden. Im Mittelalter breitete sie sich bis nach Persien aus und erreichte im 17. und 18. Jahrhundert Europa, hier insbesondere Frankreich. Laut der World Health Organization (WHO) sind die Methoden der Chinesischen Medizin zum Ende des 20. Jahrhunderts die weltweit am meisten verwendeten Formen medizinischer Praxis.

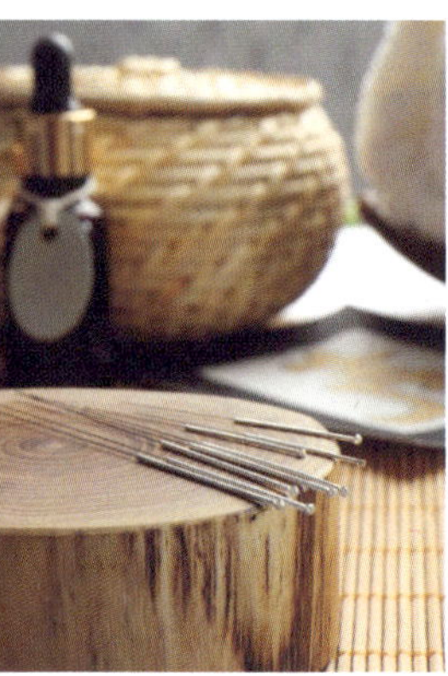

Hier im Westen wird mit der Chinesischen Medizin hauptsächlich die Akupunktur in Verbindung gebracht. Die Chinesische Medizin hat aber weitaus mehr zu bieten. Sie verfügt über fünf Methoden der Behandlung, die auch als die »fünf Säulen« der Chinesischen Medizin bezeichnet werden. Diese sind:

- Akupunktur,
- Arzneimitteltherapie,
- Ernährungslehre,
- Bewegungslehre (Qigong, Taijiquan),
- Massage.

Akupunktur

Bei der Akupunktur werden Akupunkturpunkte mit Nadeln stimuliert. Durch Einstiche mit feinen Nadeln an genau festgelegten Punkten der Haut werden die Selbstheilungskräfte des Körpers angeregt, um ein bestehendes Ungleichgewicht zu regulieren. Die Akupunkturpunkte sind auf energetischen Leitbahnen angeordnet, die wie ein Netzwerk den gesamten Körper durchziehen. Neben der Verwendung von Nadeln können Akupunkturpunkte auch durch Wärme (Moxibustion), Ultraschall, Strom (Elektroakupunktur), Laserstrahlen oder durch Fingerdruck (Akupressur) stimuliert werden. Für die Selbstbehandlung ist nur die letztgenannte Methode geeignet.

Arzneimitteltherapie

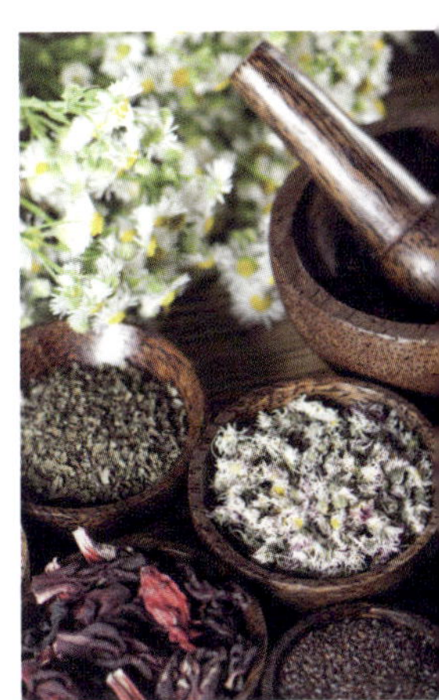

Die chinesische Arzneimitteltherapie ist die älteste und wichtigste Therapie der Chinesischen Medizin. In China gilt sie als das Herzstück der Chinesischen Medizin. Es kommen überwiegend pflanzliche Substanzen (Wurzeln, Rinden, Stängel, Blüten, Samen/Früchte und Blätter), daneben auch Mineralien und in seltenen Fällen auch tierische Bestandteile zur Anwendung. Die Arzneimittel werden nach bestimmten Prinzipien und Regeln zu einer Rezeptur zusammengestellt, die auf die individuelle Situation des Patienten abgestimmt ist. Da es sich um ein komplexes System handelt und die Substanzen teilweise starke pharmakologische Wirkungen haben, ist die chinesische Arzneimitteltherapie ausschließlich fachlich ausgebildeten Ärzten und Heilpraktikern vorbehalten. Der Einsatz von Küchen- und Teekräutern kann auch in Selbstanwendung erfolgen. Tipps dazu finden Sie ab Seite 89.

Ernährungstherapie – chinesische Diätetik

Die chinesische Ernährungstherapie ist eine weitere wichtige Methode in der Chinesischen Medizin. Sie ist auch als Fünf-Elemente-Ernährung oder chinesische Diätetik bekannt und eignet sich sehr gut zur Selbstanwendung und -therapie. Lebensmittel weisen wie Arzneimittel bestimmte Wirkungen auf, die wir therapeutisch nutzen können. Näheres über die Theorie der chinesischen Diätetik sowie zahlreiche Rezepte finden Sie ab Seite 47.

Die Grundprinzipien der Fünf-Elemente-Ernährung stellen wir Ihnen auch ausführlich im Grundlagenband unserer Ratgeberreihe, *Gesund leben mit Chinesischer Medizin,* vor.

Bewegungslehre (Qigong und Taijiquan)

Qigong und Taijiquan beinhalten vielfältige Bewegungsübungen, die Körper, Atmung und Geist regulieren und stärken, die Lebensenergie *Qi* und das Blut aktivieren und die Leitbahnen durchgängig machen. Hierbei werden verschiedene Körperhaltungen und Bewegungen eingesetzt sowie Atem- und Konzentrationsübungen durchgeführt. Meditation, Medizin und Kampfkunst gehen in diesen Bewegungslehren eine enge Verbindung ein. Mehr zu Theorie und Praxis des Qigong finden Sie ab Seite 101.

Tuina-Massage

Die chinesische Form der Massage, Tuina, ist eine Mischung aus Chiropraktik, Akupressur und weiteren manualtherapeutischen Methoden. Die Chinesische Medizin kennt viele wirksame Massagetechniken, die von entsprechend ausgebildeten Therapeuten angewendet werden, aber auch zur Selbstanwendung geeignet sind. Grundlage aller Techniken ist die Arbeit mit dem Leitbahnsystem und der Lebensenergie *Qi:* Durch manuelle Einwirkung auf die Leitbahnen und Akupunkturpunkte werden energetische Blockaden gelöst und der *Qi*-Fluss gefördert. Massageanleitungen finden Sie ab Seite 109.

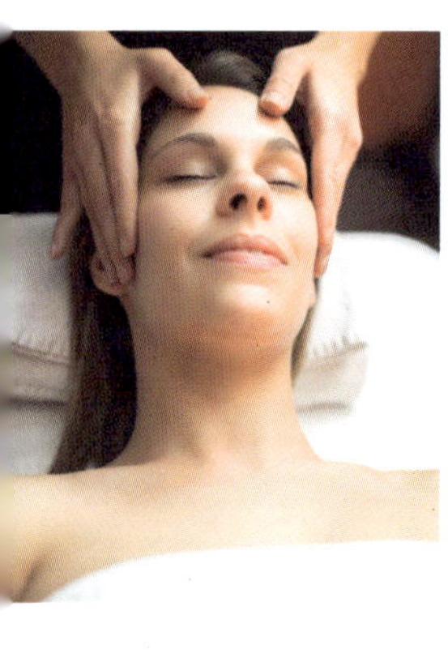

Bei der Behandlung durch einen TCM-Therapeuten bilden in der Regel die Akupunktur und Arzneimitteltherapie die Schwerpunkte der Chinesischen Medizin. Einige TCM-Therapeuten bieten zudem auch Tuina-Behandlungen an. In der eigenen Gesundheitsvorsorge und in der »Hausmedizin« sind die chinesische Ernährungslehre, die Bewegungstherapien und die Selbstmassage/Akupressur die zentralen Maßnahmen zur Selbstanwendung.

Bei Heuschnupfen ist es ratsam, einen gezielten Ernährungsplan umzusetzen. Hier können auch einfache Teerezepturen aus Kräutern der Chinesischen Medizin angewendet werden. Regelmäßige Bewegungsübungen sowie Selbstmassage und Akupressur sind ebenfalls sinnvoll: Hierdurch können Beschwerden gelindert und auch die Ursachen des Heuschnupfens behandelt werden.

Die theoretischen Grundlagen und Begriffe der Chinesischen Medizin sind für unser westliches Verständnis zunächst etwas fremd. Sie werden aber feststellen, dass das chinesische Denken sehr logisch und in sich stimmig ist. Die Umsetzung der Maßnahmen lässt sich einfach und gut in Ihren Alltag integrieren.

Yin und Yang

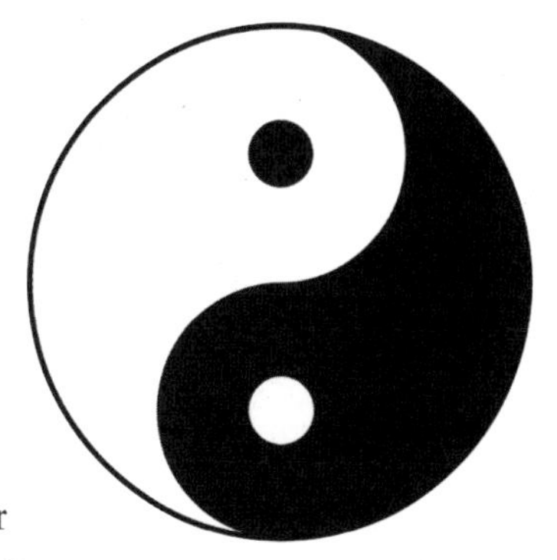

In der Chinesischen Medizin wie auch insgesamt in der chinesischen Kultur gehört die Theorie von *Yin* und *Yang* zu den grundlegenden Denkansätzen. *Yin* und *Yang* repräsentieren Phänomene im Kosmos, die einerseits im Gegensatz zueinander stehen, sich gleichzeitig aber auch ergänzen: Sie bilden gegensätzliche Pole auf einem Kontinuum. Diesen Gegensatzpaaren haben die alten Chinesen die Bezeichnungen *Yin* und *Yang* gegeben. *Yin* steht u. a. für Nacht, Dunkelheit, Feuchtigkeit und Kälte; *Yang* u. a. für Tag, Helligkeit, Wärme und Aktivität.

Wichtig ist, dass *Yin* und *Yang* sich gegenseitig beeinflussen, sich gegenseitig hervorbringen und sich gegenseitig verbrauchen. Sie sind zwar gegensätzliche Pole, aber im *Yin* findet sich der Keim des *Yang* und umgekehrt. Dies wird durch das bekannte *Taiji*-Symbol dargestellt: Der schwarze Teil des Kreises symbolisiert das *Yin* und trägt den Keim des *Yang* in sich (weißer Punkt); der weiße Teil des Kreises symbolisiert das *Yang* und trägt den Keim des *Yin* (schwarzer Punkt) in sich.

Yin und Yang in der Chinesischen Medizin

Die alten Chinesen entwickelten die Gesetzmäßigkeiten von *Yin* und *Yang* aus genauer Naturbeobachtung und übertrugen sie auf den Menschen. Da der Mensch Teil des Kosmos ist, finden sich bei ihm ebenfalls die Phänomene von *Yin* und *Yang*.

In der Chinesischen Medizin werden die Prozesse von Erkrankung und Gesundung, die Diagnostik und Therapiestrategien (auch) auf der Basis von *Yin* und *Yang* erklärt. Ein wichtiger Gedanke dabei ist, dass der Mensch in Einklang mit der Natur leben und die Gesetzmäßigkeiten von *Yin* und *Yang* beherzigen sollte, um sich langer Gesundheit erfreuen zu können. Ist das Verhältnis zwischen *Yin* und *Yang* ausgewogen, sind wir gesund. Wird dieses Gleichgewicht gestört, kommt es zu Ungleichgewicht, Unwohlsein und auf Dauer zu Krankheit.

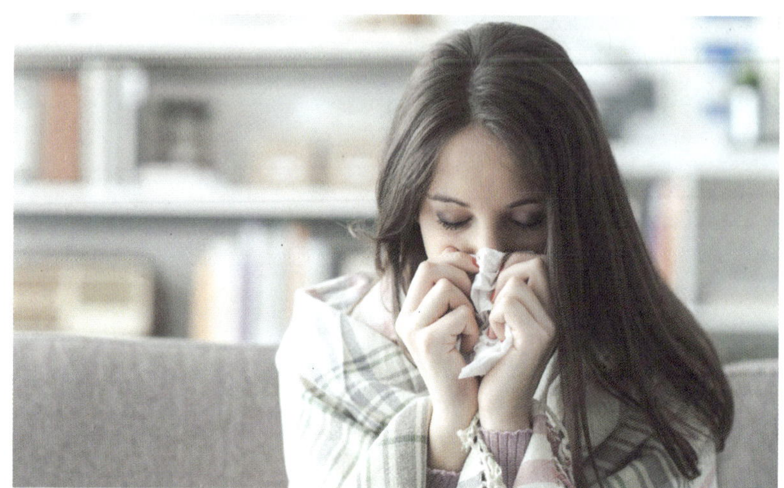

Frieren und Frösteln – Symptome mit *Yin*-Charakter

Der Yin- bzw. Yang-Charakter von Krankheiten

Blicken wir aus Sicht der Chinesischen Medizin auf Erkrankungen, so haben alle Symptome *Yin*-Charakter, die mit Kälte verbunden sind, zum Beispiel Frieren und Frösteln, aber auch Blässe des Gesichts und der Zunge. *Yang*-Charakter haben alle Symptome, die mit Hitze verbunden sind, etwa Fieber, Entzündungen, Rötungen oder Durst nach kalten Getränken. Auch Unruhe und akutes Geschehen sind *Yang*.

Letztendlich können alle Symptome einer Erkrankung auf ein Ungleichgewicht zwischen *Yin* und *Yang* zurückgeführt werden. Wenn Sie Beschwerden haben, ist dies möglicherweise ein Zeichen dafür, dass das Verhältnis zwischen *Yin* und *Yang* nicht mehr ausgewogen ist. Auch beim Heuschnupfen sehen wir eine Disharmonie zwischen *Yin* und *Yang*. Beispielsweise ist in einigen Fällen ein Nieren-*Yang*-Mangel eine Ursache für Heuschnupfen, in anderen Fällen ein Nieren-*Yin*-Mangel (siehe Seite 32).

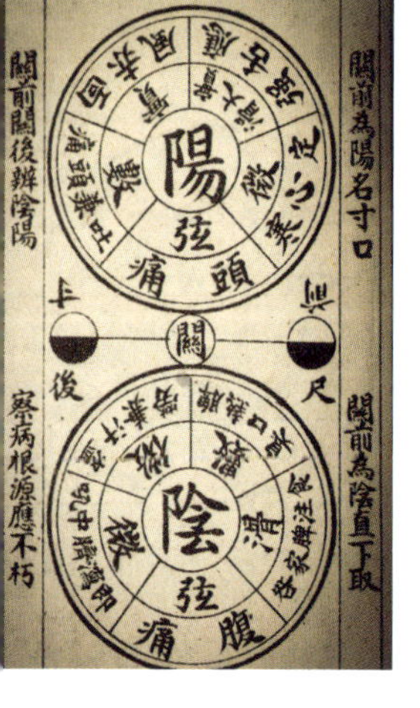

Das Ziel der Chinesischen Medizin ist es, das Gleichgewicht wiederherzustellen. Dies wird mit den Methoden Akupunktur, chinesische Arzneimitteltherapie, Ernährungstherapie, Tuina und/oder Qigong vorgenommen. Oft werden diese verschiedenen Methoden in Kombination angewendet.

Die Fünf Elemente bzw. Wandlungsphasen

Die Fünf Elemente bzw. Wandlungsphasen sind Holz, Feuer, Erde, Metall und Wasser. Die Theorie der Fünf Wandlungsphasen ist ein weiterer Denkansatz in der Chinesischen Medizin. Er beschreibt in der Natur beobachtbare Phänomene, die alle Prozesse im Kosmos abbilden. Auf dieser Grundlage hat sich ein umfassendes System von Charakteristika herausgebildet, das sich sowohl auf Phänomene in der Natur als auch im Menschen bezieht. Einige wichtige Charakteristika sind in der folgenden Tabelle zusammengefasst:

Entsprechungen der Fünf Wandlungsphasen

	Holz	Feuer	Erde	Metall	Wasser
Jahreszeit	Frühling	Sommer	Spätsommer	Herbst	Winter
Himmelsrichtung	Osten	Süden	Mitte	Westen	Norden
Farbe	Grün	Rot	Gelb	Weiß	Schwarz
Klimatischer Faktor	Wind	Hitze	Feuchtigkeit	Trockenheit	Kälte

Das Thema dieses Ratgebers, »Heuschnupfen«, ist eng mit der Wandlungsphase »Holz« verknüpft: Heuschnupfen tritt verstärkt im Frühling auf und hängt mit dem klimatischen Faktor Wind zusammen. Dazu später mehr.

Die Fünf Wandlungsphasen stehen in einer zyklischen Beziehung zueinander. Der wichtigste Zyklus ist der sogenannte **Hervorbringungszyklus,** der auch »Mutter-Kind-Zyklus« genannt wird. Hier stehen jeweils zwei Wandlungsphasen in einer Mutter-Kind-Beziehung – eine Wandlungsphase ist die Mutter der im Zyklus folgenden Wandlungsphase. Wir können auch sagen: Eine

Hervorbringungs-zyklus der Fünf Wandlungsphasen

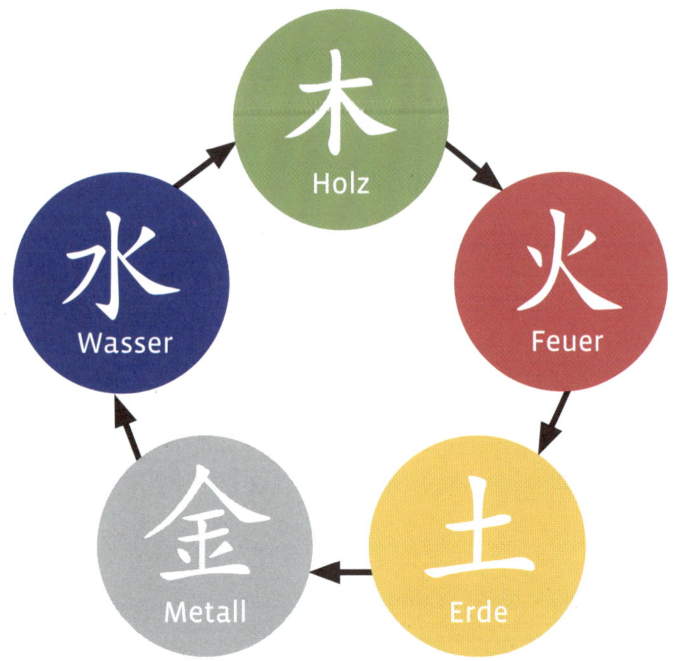

Wandlungsphase bringt die nachfolgende hervor bzw. nährt sie. Der Hervorbringungszyklus ist in der oberen Grafik veranschaulicht.

Die Charakteristika für jede der Fünf Wandlungsphasen sind typisch für das Denken im alten China. Sie drücken aus, dass jeder Zustand im Makro- wie auch Mikrokosmos unter dem Einfluss einer bestimmten Wandlungsphase steht. Die Beziehung zwischen den verschiedenen Wandlungsphasen erklärt sich durch die Resonanz, die alle Phänomene untereinander haben.

Die Fünf Wandlungsphasen und ihre Entsprechungen im Körper

Die Fünf Wandlungsphasen bilden die Funktionsweise der inneren Organe ab und zeigen die verschiedenen Wechselbeziehungen zwischen den Organen auf. Ein Organpaar entspricht jeweils einer Wandlungsphase:

- Holz: Leber und Gallenblase
- Feuer: Herz und Dünndarm
- Erde: Milz und Magen
- Metall: Lunge und Dickdarm
- Wasser: Niere und Blase

Den Fünf Wandlungsphasen werden weitere Aspekte wie Sinnes-organe, Emotionen oder Geschmacksrichtungen zugeordnet. Eine Übersicht über die wichtigsten Aspekte der Fünf Wandlungsphasen in der Chinesischen Medizin finden Sie in folgender Tabelle.

Fünf Wandlungsphasen in der Chinesischen Medizin

	Holz	Feuer	Erde	Metall	Wasser
Organe	Leber, Gallenblase	Herz, Dünndarm	Milz, Magen	Lunge, Dickdarm	Niere, Blase
Sinnesorgan	Augen	Zunge	Mund	Nase	Ohren
Emotion	Zorn, Wut	Freude	Grübeln	Trauer	Angst
Geschmack	Sauer	Bitter	Süß	Scharf	Salzig

Über den Hervorbringungszyklus können wir die Beziehungen zwischen den Organen beschreiben:

- Die Leber (Holz) nährt das Herz (Feuer).
- Das Herz (Feuer) nährt die Milz (Erde).
- Die Milz (Erde) nährt die Lunge (Metall).
- Die Lunge (Metall) nährt die Niere (Wasser).
- Die Niere (Wasser) nährt die Leber (Holz).

Wenn Störungen und Krankheiten auftreten, die mit einem Organ (bei Heuschnupfen z. B. der Lunge) verbunden sind, reicht es deshalb nicht, nur dieses eine Organ zu behandeln. Es muss

Fünf Wandlungsphasen und Organe

Leber
木
Holz
火
Feuer
Herz
土
Erde
Milz
金
Metall
Lunge
水
Wasser
Niere

auch bedacht werden, ob vielleicht »die Mutter« des Organs (in diesem Fall die Milz) Störungen aufweist und mitbehandelt werden muss. Die obere Abbildung veranschaulicht die Zusammenhänge zwischen den Fünf Wandlungsphasen und den inneren Organen.

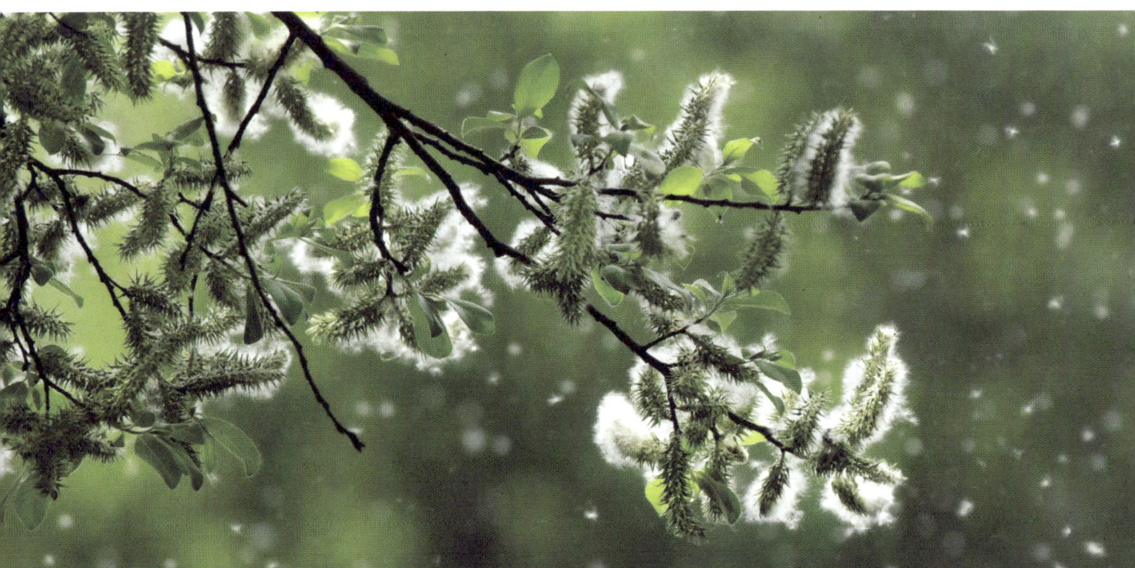
Pollenflug im Frühjahr

Qi

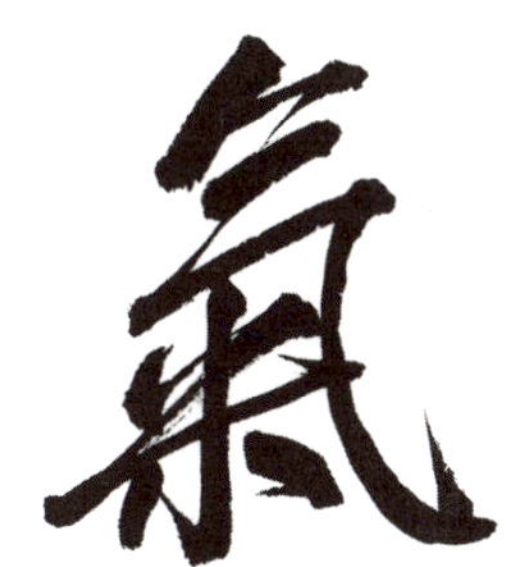

In den Konzepten der chinesischen Philosophietraditionen sind alle Phänomene im Universum – damit auch der Mensch – Ausdruck des Phänomens »*Qi*«. Alles ist *Qi,* wobei sich *Qi* auf einem Kontinuum von materiell bis feinstofflich bewegt.

Unter den Sinologen wird die Übersetzung von *Qi* nicht einheitlich gehandhabt. Dies spiegelt auch die veränderliche Natur von *Qi* wider. Generell kann *Qi* vereinfacht als Energie übersetzt werden. Weitere Übersetzungen fassen den Begriff *Qi* als vitale Kraft, Dampf, Lebenskraft oder Äther. Da es eine große Bandbreite an Übersetzungen gibt, hat man sich in der Chinesischen Medizin darauf geeinigt, den Begriff *Qi* beizubehalten und nicht zu übersetzen.

Emotionen, Körper und Geist sind alle Manifestationen ein und desselben *Qi.* Sie können nicht getrennt voneinander betrachtet werden. Alle Körperfunktionen, aber auch alle Erkrankungen – seien es körperliche oder seelische – sind somit Ausdruck der Zustände und Bewegungen von *Qi.*

Ist ausreichend *Qi* vorhanden und kann es ungehindert durch den gesamten Körper fließen, sind wir gesund. Ist das *Qi* schwach und/oder ist der Fluss des *Qi* gestört, kommt es zu gesundheitlichen Störungen. Bei Heuschnupfen ist vor allem das sogenannte Abwehr-*Qi* geschwächt, das im Wesentlichen dem westlichen Konzept des Immunsystems entspricht.

Ein chinesisches Sprichwort sagt: »Ist *Qi* in Harmonie, sind wir gesund. Gerät das *Qi* in Disharmonie, entsteht Krankheit.«

Qi-Produzenten im Organismus

Unserem Körper stehen drei wichtige Organsysteme zur Verfügung, die *Qi* produzieren und uns mit Energie versorgen: die Milz, die Lunge und die Nieren. Dementsprechend werden in der Chinesischen Medizin das Milz-*Qi,* das Lungen-*Qi* und das Nieren-*Qi* mit Vitalität und Lebenskraft in Verbindung gebracht.

- Die Milz gewinnt über die Verdauung *Qi* aus der Nahrung (Nahrungsenergie, Milz-*Qi*).
- Die Lunge versorgt uns über die Atmung mit Sauerstoff und *Qi* (Atmungsenergie, Lungen-*Qi*).
- Die Nieren sind Energiespeicher. Das Nieren-*Qi* ist vererbt und nimmt im Lauf des Lebens ab.

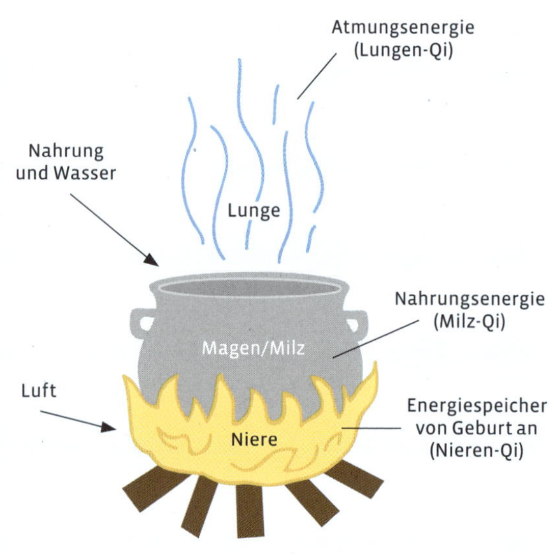

Qi-Produktion in der Bildlichkeit eines Kochtopfs

Die Aufgabenverteilung bei der *Qi*-Produktion lässt sich gut mit dem Bild eines Kochtopfs vergleichen. Der Magen nimmt die Nahrung auf und leitet die Verdauung ein, die Milz wandelt dann alles vom Magen Aufgenommene in *Qi* (Lebensenergie) um und verteilt es im Körper. Die *Qi*-Produktion von Lunge und Milz ist auf eine kontinuierliche Versorgung mit Luft (Sauerstoff) und Nahrung angewiesen. Die Nieren als Energiespeicher sorgen für das nötige »Brennholz« (Nieren-*Yin*) und das Feuer (Nieren-*Yang*) unter dem Kochtopf.

Heuschnupfen hängt entweder mit einer gestörten *Qi*-Produktion durch Lunge und/oder Milz zusammen oder aber mit einer konstitutionellen Schwäche des Nieren-*Qi*. Näheres dazu erfahren Sie ab Seite 28.

Für die Kraft und Funktionsfähigkeit unseres körpereigenen *Qi* sind wir zu einem großen Teil selbst verantwortlich. Wir können selbst viel dafür tun, unser *Qi* zu pflegen und zu stärken. Mit sinnvollen Regeln zu Ernährung, Bewegung, Schlaf und Ausgleich unserer Emotionen können wir die physiologischen Bewegungen des *Qi* unterstützen, wiederherstellen und aufrechterhalten. Dies ist auch ein wesentlicher Beitrag zur längerfristigen Linderung von Heuschnupfen.

Heuschnupfen aus Sicht der Chinesischen Medizin

Wie entsteht das Erkrankungsbild Heuschnupfen aus Sicht der Chinesischen Medizin? Welche Einflussfaktoren gibt es, und welche Mechanismen spielen eine Rolle? Die Chinesische Medizin hat eine differenzierte Sichtweise auf das Krankheitsgeschehen und bezieht zudem die Zeit außerhalb der »Pollensaison« ausdrücklich mit ein.

Zunächst erläutern wir Ihnen einige Grundgedanken der Chinesischen Medizin zur Krankheitsentstehung im Allgemeinen und gehen dann auf die Zusammenhänge bei der Entstehung von Heuschnupfen ein.

Das Wetter unseres Körpers

Die Chinesische Medizin verwendet für die Erklärung von gesundheitlichen Störungen neben den verschiedenen theoretischen Modellen auch für uns ungewohnte Begrifflichkeiten. Hier werden unter anderem Faktoren, die die Symptome einer Erkrankung verursachen, unterschieden – die sogenannten pathogenen (krank machenden) Faktoren.

Kälte – ein klimatischer Faktor, der krank machen kann

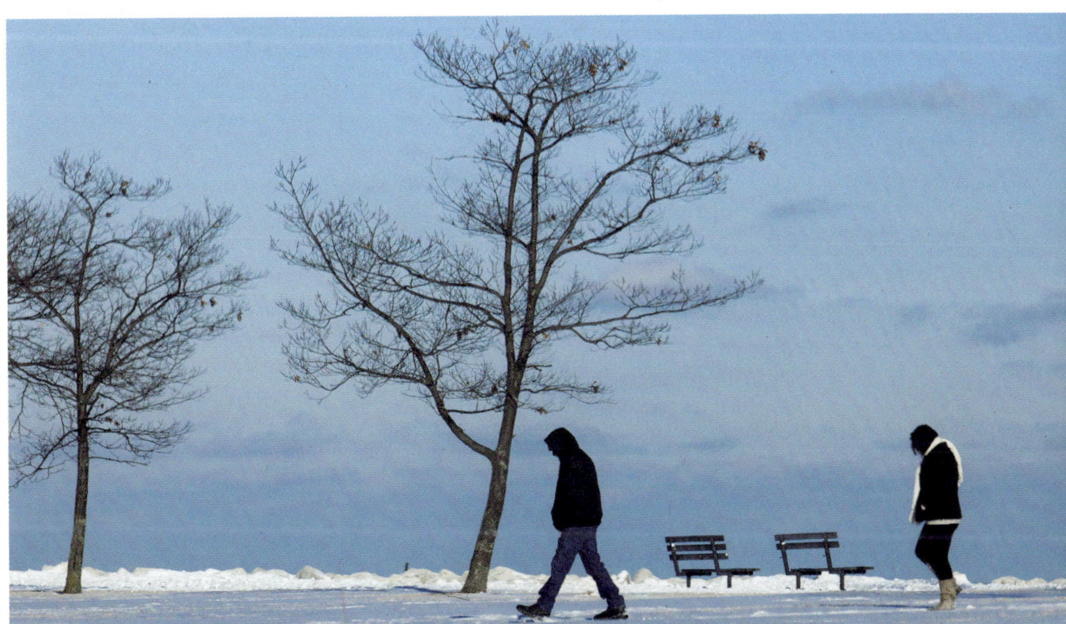

Eine Kategorie dieser pathogenen Faktoren beschreibt die sogenannten äußeren (klimatischen) Faktoren. Sie werden in jahrhundertelanger Tradition mit Begriffen beschrieben, die wir aus dem Wetterbericht kennen. Klimatische Faktoren beeinflussen nicht nur das Geschehen auf der Erde, sondern auch den Menschen. Im alten China wurde die starke Ähnlichkeit zwischen Veränderungen des Gesundheitszustands und klimatischen Änderungen bereits sehr früh erkannt. Diese äußeren (klimatischen) Faktoren sind Wind, Kälte, Hitze und Feuer, Feuchtigkeit und Trockenheit.

Für das Erkrankungsbild des akuten Heuschnupfens ist in erster Linie Wind verantwortlich, oftmals in Verbindung mit Kälte. Sehen wir uns die äußeren (klimatischen) Faktoren Wind und Kälte etwas genauer an.

Wind (Feng 风)

Wind ist von seiner Natur her *Yang* und greift meist die oberen Körperbereiche – Kopf, Hals, Augen und Nase – an. Wind ist beweglich und sprunghaft. Diese Eigenschaften spiegeln sich in der Symptomatik wider, etwa im akuten Beginn und wandernden Symptomen. Die Symptome beginnen plötzlich und relativ stark und zeigen sich mal hier, mal dort. Viele Menschen reagieren empfindlich auf Wind. Wind verursacht unter anderem auch die normalen Erkältungen. »Ich habe Zug bekommen«, sagen wir, wenn wir nach einem windigen Tag die ersten Erkältungssymptome spüren. Wind verursacht unter anderem Juckreiz, Trockenheitsgefühle oder Steifigkeit. Zudem begünstigt Wind das Eindringen der anderen pathogenen Faktoren und ist das Transportmittel für Pollen und Krankheitserreger. Wind ist der Wandlungsphase Holz und der Jahreszeit Frühling zugeordnet (siehe Seite 17). Das bedeutet, dass wir im Frühling besonders anfällig für Wind sind. Interessant ist, dass dies auch mit dem Beginn der Pollenflugphase und dem Beginn der Heuschnupfenzeit korrespondiert.

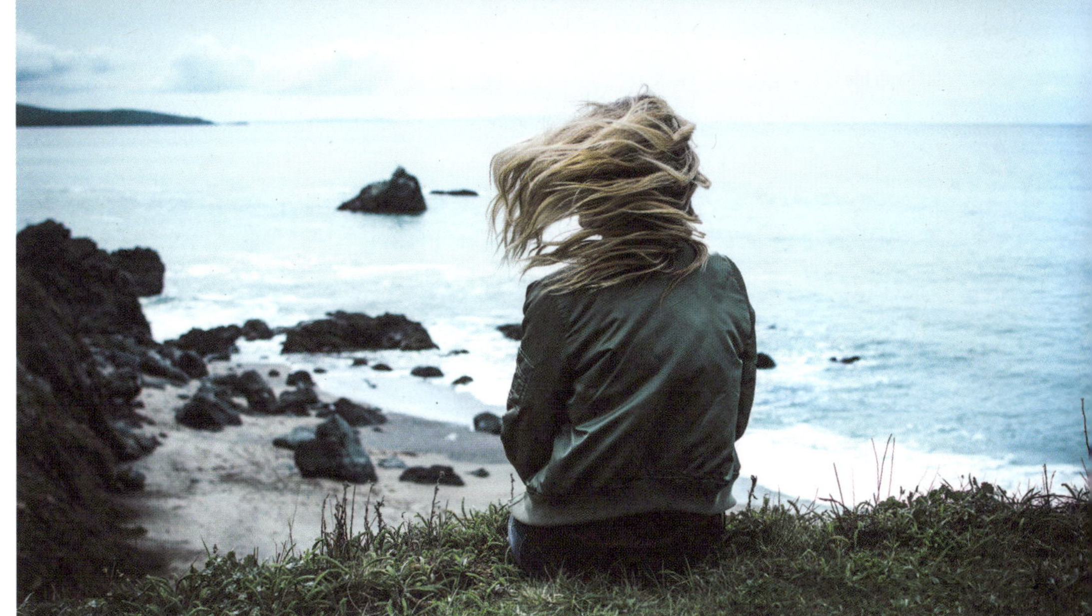

In China beginnt der Frühling mit dem Beginn des neuen chinesischen Jahres. Das chinesische Neujahrsfest fällt immer auf den Neumond zwischen dem 21. Januar und 21. Februar. Dies entspricht auch ungefähr dem Beginn des Pollenflugs.

Kälte (Han 寒)

Kalte Temperaturen können unser Abwehr-*Qi* in seiner Ausbreitung hindern und somit unsere Immunabwehr herabsetzen. In der Chinesischen Medizin spricht man davon, dass äußere Kälte in den Körper eindringt. Diese Kälte kann die Leitbahnen »einfrieren« und zu Schmerzen in Muskeln und Gelenken führen. Denken Sie hier einmal an eiskalte Finger, die Sie sich auf einem Winterspaziergang ohne Handschuhe zugezogen haben. Die Finger werden steif, vielleicht auch ein wenig blau und lassen sich nur noch schwer bewegen. Kälte kann auch unsere Organfunktionen einschränken, indem alle Prozesse langsamer und schwerfälliger werden. Häufig verbindet sich äußere Kälte mit Wind und dringt so als Wind-Kälte in den Körper ein. Dies führt u. a. zu Heuschnupfen oder Erkältungen. Heuschnupfen, der durch akute Wind-Kälte entstanden ist, zeigt sich vornehmlich in den kalten Monaten, also in der Frühphase der Heuschnupfensaison.

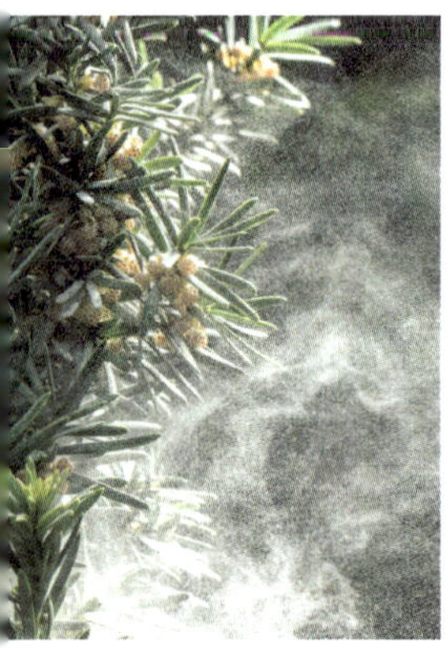

Im alten China kannte man Krankheitserreger wie etwa Bakterien, Viren, Pilze oder auch Pollen noch nicht. Im Rahmen genauer Beobachtungen hat man aber schon damals festgestellt, dass bestimmte Bedingungen im Körper vorherrschen, wenn sich eine Krankheit manifestiert. Bakterien, Viren oder auch Pollen (heutige Sicht) brauchen also bestimmte Bedingungen, um sich ausbreiten oder aktiv werden zu können. Nicht jeder Mensch, der einem bestimmten Erreger ausgesetzt ist, entwickelt auch die entsprechende Krankheit. So entwickelt auch nicht jeder Mensch Heuschnupfensymptome, wenn er Pollen ausgesetzt ist. Diese speziellen Bedingungen können durch eine Disharmonie der inneren Organe entstehen, was zu einer unzureichenden Abwehrfähigkeit gegen klimatische »Angriffe« von außen führt.

Achtung: Pollen stellen eine Sonderform unter den Erregern dar. Sie sind keine Erreger im eigentlichen Sinn und verursachen nicht direkt Infektionen, sondern eine überschießende Immunreaktion.

Die Symptome, die durch die äußeren klimatischen Faktoren hervorgerufen werden, können auch in ähnlicher Form aufgrund einer Disharmonie der inneren Organe auftreten. Beispielsweise können sich Kältesymptome auch bei einem (inneren) *Yang*-Mangel zeigen. Die Chinesische Medizin spricht dann von »innerer Kälte«. Menschen mit einem bestehenden *Yang*-Mangel sind auch empfindlicher gegenüber dem äußeren Pathogen Kälte – wenn äußere Kälte auf innere Kälte trifft, wird es be-sonders unangenehm.

Die Rolle der inneren Organe bei der Entstehung von Heuschnupfen

Wir haben gesehen, dass in der akuten Heuschnupfenphase das Eindringen von Wind eine maßgebliche Rolle spielt. Doch wie kommt es überhaupt dazu, dass Wind in den Körper eindringen kann? Nicht jeder Mensch ist anfällig dafür. Diese Frage betrifft die eigentlichen Ursachen des Heuschnupfens, die grundlegenden Mechanismen, die eine Veranlagung für Heuschnupfen bewirken.

Die Chinesische Medizin hat eine eigene Lehre der Lebensvorgänge im menschlichen Körper (Physiologie) und eine Lehre der krankhaften Prozesse im Körper (Pathologie). Herzstück hierbei ist die sogenannte Theorie der inneren Organe. Jedes Organ hat bestimmte Eigenschaften und Aufgaben. Interessant ist, dass die Theorie der inneren Organe einige Parallelen zu der westlichen Auffassung der Organe hat – viele funktionelle Aspekte sind gleich. In der Chinesischen Medizin stehen unsere inneren Organe aber auch noch mit weiteren Aspekten unseres Daseins in Verbindung, wie etwa unseren Sinnesorganen und bestimmten emotionalen und mentalen Zuständen. Daher wird auch von »Funktionskreis« oder »Organsystem« gesprochen.

Die eigentlichen Ursachen, die die Entwicklung des Heuschnupfens ermöglichen, sieht die Chinesische Medizin in den Organen Lunge, Milz und Niere. Diese werden wir Ihnen nun näher vorstellen. Detailliertere Informationen zu allen inneren Organen finden Sie in unserem Grundlagenband »Gesund leben mit Chinesischer Medizin«.

Lunge (Fei 肺)

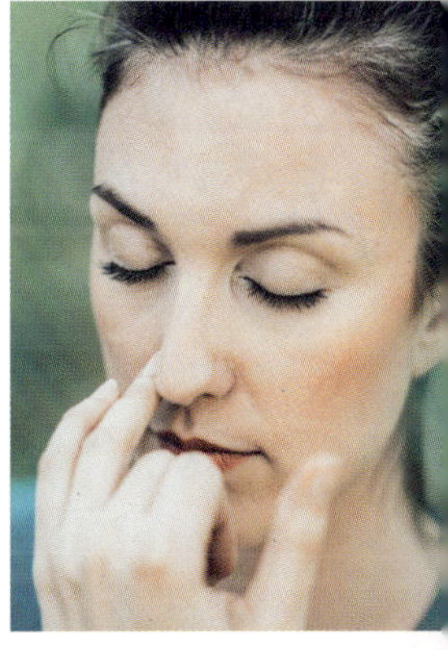

Eine Ursache für Heuschnupfen ist eine Schwäche im Lungensystem. Werfen wir einen genaueren Blick auf die chinesische Vorstellung über die Lunge. Die Lunge kontrolliert die Atmung, sie atmet das »reine *Qi* des Himmels« ein und atmet das »unreine *Qi*« wieder aus. In der Chinesischen Medizin heißt es aber auch, dass die Lunge die Haut »nährt und kontrolliert«. Hiermit ist gemeint, dass die Lunge zuständig ist für deren Funktionsfähigkeit. Sie sorgt u. a. dafür, dass die Poren sich öffnen und schließen können. Sie schützt die Körperoberfläche vor dem Eindringen des klimatischen Faktors Wind und damit vor Krankheitserregern oder Pollen. Diese Funktion korrespondiert mit dem westlichen Begriff des Immunsystems.

Liegt eine Lungen-*Qi*-Schwäche vor, kann die Lunge ihre Aufgaben nicht mehr vollständig erfüllen. Die Körperoberfläche wird nicht ausreichend vor dem Eindringen von Erregern geschützt, und es entstehen die uns so bekannten Symptome des Heuschnupfens. Dass sich diese in den meisten Fällen auch oder besonders in der Nase zeigen, entspricht der Sichtweise der Chinesischen Medizin: Das der Lunge zugehörige Sinnesorgan ist die Nase.

Milz (Pi 脾脏)

Eine weitere Ursache für Heuschnupfen liegt in einer Schwäche des Milzsystems. Ist die Milz geschwächt, kann sie ihre Aufgaben nicht richtig erfüllen. Es liegt eine sogenannte Milz-*Qi*-Schwäche vor. Die Milz ist (gemeinsam mit dem Magen) für das Nähren des Menschen auf allen Ebenen verantwortlich. Sie transformiert die notwendigen Nährstoffe aus der Nahrung und den Getränken und verteilt sie im Körper. Sie ist damit auch hauptverantwortlich für die Verdauung. Sie gewährleistet also die Versorgung des gesamten Körpers mit Blut, *Qi* und lebensnotwendigen Nährstoffen. Sie sichert damit die tägliche Grundenergie und so auch die Abwehrkraft des Menschen. Im Fall einer Milz-*Qi*-Schwäche kann die tägliche Versorgung mit lebensnotwendiger Energie nicht mehr optimal gewährleistet werden. Damit sinkt auch die Abwehrkraft, sodass Pollen oder Erreger in den Körper eindringen können.

In der Chinesischen Medizin arbeiten Lunge und Milz sehr eng zusammen. Sie erinnern sich? Nach der Theorie der Fünf Wandlungsphasen ist die Milz »die Mutter« der Lunge. Die Lunge entnimmt lebensnotwendiges *Qi* aus der Luft, die Milz entnimmt es aus der Nahrung. Beides trägt zur täglichen Energieversorgung bei. Aufgrund ihrer engen Verbindung liegt beim Heuschnupfen oft eine kombinierte Lungen- und Milz-*Qi*-Schwäche vor.

Niere (Shen 肾)

Die Niere ist die »Wurzel des angeborenen *Qi*« und speichert die sogenannte »Essenz«. Die Niere gilt als Ursprung der Schöpfung oder auch Wurzel des Lebens – in ihr liegt die Grundlage für alles *Qi* im Menschen. Die Essenz – auch *Jing* genannt – speist sich aus dem *Jing* von Mutter und Vater zum Zeitpunkt der Zeugung. Im westlichen Verständnis entspricht sie der chromosomalen Vererbung. Die Essenz legt die konstitutionelle Stärke und Vitalität fest. Ist die Kraft der Niere geschwächt, ist auch die konstitutionelle Stärke beeinträchtigt. Dies hat Einfluss auf die Abwehrenergie und damit auf das Immunsystem. Pollen und Erreger können leichter ihren Weg in den Körper des Menschen finden. Deshalb ist die Niere in vielen Fällen an der Entstehung von Heuschnupfen beteiligt. In diesem Fall wird noch einmal zwischen den Disharmoniemustern Nieren-*Yin*-Mangel bzw. Nieren-*Yang*-Mangel unterschieden, die eine unterschiedliche Heuschnupfensymptomatik hervorrufen (siehe Seite 32).

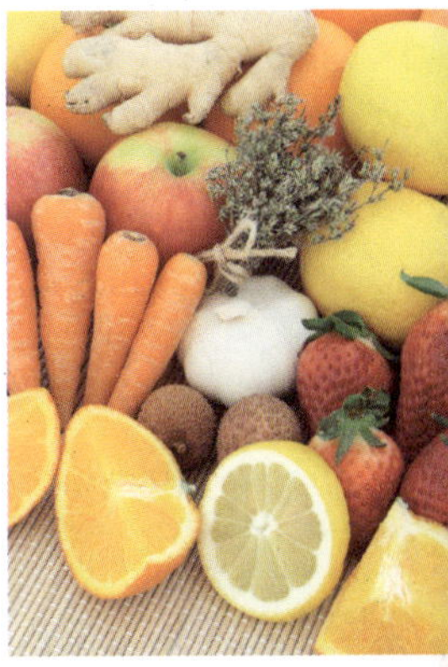

Ursachen und Symptome

Bei der Therapie des Erkrankungsbilds Heuschnupfen ist es wichtig, genau zwischen den Ursachen und den akuten Symptomen zu unterscheiden. In der Pollenzeit werden die Symptome behandelt, in der pollenfreien Zeit die Ursache der Erkrankung. Daher ist es wichtig, rechtzeitig vor der Pollensaison – ca. drei Monate vor Beginn der erwarteten Beschwerden – mit der Therapie der Ursachen zu beginnen. Neben einer professionellen Therapie können Sie auch selbst etwas für Ihre Abwehrkräfte tun – ganz im Sinne des *Yang Sheng:*

- Sie können Ihre Milz durch angemessene und hochwertige Nahrung unterstützen und damit Ihr tägliches *Qi* aufbauen.
- Sie können Ihre Lunge durch regelmäßige Bewegung und Atemübungen aus dem Qigong unterstützen.
- Ihre Nierenenergie stabilisieren Sie u. a. durch ein ausgewogenes Verhältnis zwischen Ruhe und Aktivität. Durch ausreichend Schlaf und Ruhephasen am Tag können Sie sich regenerieren und neue Kräfte aufbauen.

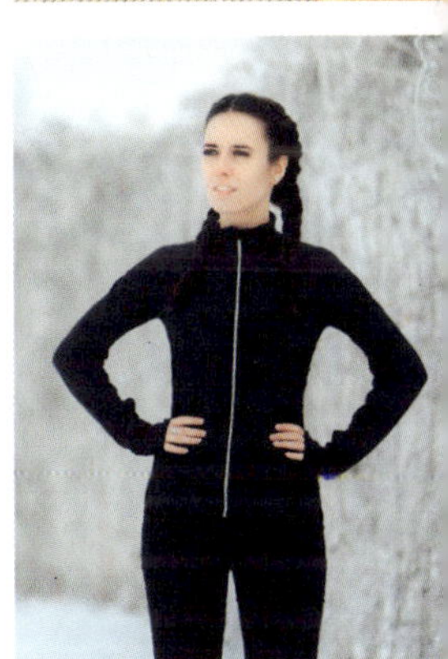

Disharmoniemuster bei Heuschnupfen

Gesundheitliche Beschwerden treten immer in bestimmten Kombinationen auf, den schon erwähnten (Disharmonie-) Mustern. Die Einteilung in Mangel- und Fülle-Syndrome erlaubt es, die Kraft und Dynamik aller Energien *(Qi)* sowie von Blut und Körperflüssigkeiten zu beurteilen.

Die Chinesische Medizin unterscheidet sechs Disharmoniemuster, die bei Heuschnupfen häufig zu beobachten sind. Abhängig von der Krankheitsphase werden sie einem Fülle-Typ oder einem Mangel-Typ zugeordnet:

- In den Akutphasen von Heuschnupfen, d. h. in der Pollenzeit, kommt es zu Disharmoniemustern vom Fülle-Typ wie Wind-Kälte oder Wind-Hitze.
- In den nichtakuten Phasen, d. h. in der pollenfreien Zeit, herrschen Zeichen der zugrunde liegenden Mangel-Muster vor, wie Lungen-*Qi*-Schwäche, Milz-*Qi*-Schwäche, Nieren-*Yin*-Mangel oder Nieren-*Yang*-Mangel.

Wenn Sie unter Heuschnupfen leiden, werden Sie meist (mindestens) zwei Disharmoniemuster aufweisen: ein Fülle-Muster in der Pollenzeit und ein Mangel-Muster auch in der pollenfreien Zeit. Das Mangel-Muster ist die tiefer liegende Ursache, die es den Pollen in der Frühlings-/Sommerzeit erlaubt, in den Körper einzudringen.

Bei chronisch-allergischer Rhinitis sind gehäuft die Mangel-Muster (Lungen-*Qi*-Schwäche, Milz-*Qi*-Schwäche, Nieren-*Yin*-Mangel oder Nieren-*Yang*-Mangel) zu beobachten. Häufig leidet ein Mensch mit einer ganzjährigen Allergie gegen Hausstaub oder Tierhaare aber auch unter Heuschnupfen im Frühjahr. Daher weist auch er ein gemischtes Bild aus Disharmoniemustern der Akutphase (Wind-Kälte, Wind-Hitze) und der chronischen Phase auf.

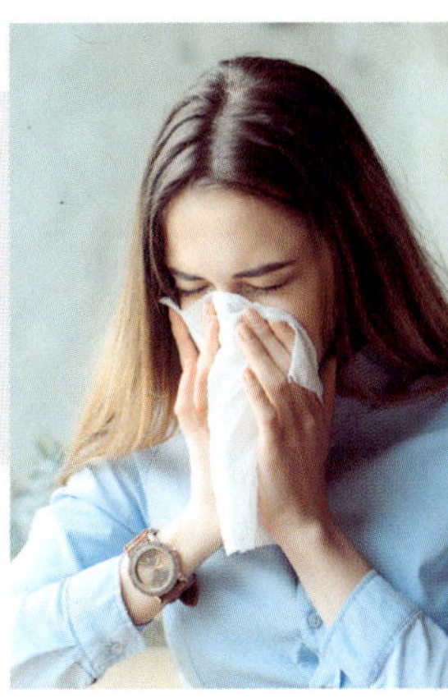

Heuschnupfen ist charakterisiert durch

- anfallartiges Niesen,
- Fließschnupfen mit wässrigem Sekret,
- verstopfte Nase mit erschwerter Nasenatmung,
- Juckreiz von Nase und Augen.

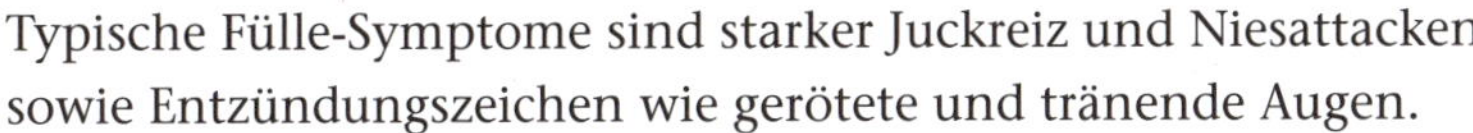

Typische Fülle-Symptome sind starker Juckreiz und Niesattacken sowie Entzündungszeichen wie gerötete und tränende Augen.

Mangel-Symptome machen sich oft bemerkbar in begleitendem Energiemangel, Schweißausbrüchen, Verdauungs- oder Stoffwechselstörungen.

In der nachfolgenden Tabelle sind die sechs Typen von Disharmoniemustern mit den wichtigsten Beschwerden dargestellt. Heuschnupfenpatienten verspüren in der pollenfreien Phase häufig nur die unter »Allgemeine Beschwerden« aufgeführten Symptome. Wer an chronisch-allergischer Rhinitis leidet, weist meist ganzjährig die angegebenen allergischen Symptome auf.

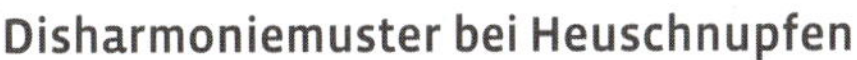

Disharmoniemuster bei Heuschnupfen

Disharmoniemuster	Symptome	Fülle oder Mangel
Akute Phase		
Wind-Hitze	Starker Juckreiz der Nase, im Hals und in den Augen, gerötete, tränende Augen, starker Niesreiz, gelbes Nasensekret, Halskratzen. *Mögliche Begleitsymptome:* Hitzegefühl, leichtes Schwitzen.	Fülle-Typ
Wind-Kälte	Anfallartiges Nasenjucken mit Niesen, laufende Nase mit klarem, flüssigem Sekret, Auftreten meist in den kalten Monaten und bei kalter Zugluft. *Mögliche Begleitsymptome:* leichtes Frieren, Tendenz zu Nackenschmerzen und -steifigkeit.	Fülle-Typ

Chronische Phase		
Lungen-*Qi*-Schwäche	Starke Sekretbildung (meist klar, flüssig) und laufende Nase, Auftreten meist bei Wind-Einfluss. *Allgemeine Beschwerden:* Infektanfälligkeit, blasse Gesichtsfärbung, Kurzatmigkeit, Husten.	Mangel-Typ
Milz-*Qi*-Schwäche	Laufende Nase mit reichlich klarem, flüssigem Sekret, verstopfte Nase. *Allgemeine Beschwerden:* Antriebslosigkeit, Kraftlosigkeit, körperliches Schweregefühl, Verdauungsstörungen.	Mangel-Typ
Nieren-*Yang*-Mangel	Chronischer Verlauf mit andauerndem Niesen und Naselaufen. *Allgemeine Beschwerden:* schnelles Frieren, kalte Arme und Beine, Rücken- und Knieschmerzen, Ödeme, häufiges (nächtliches) Wasserlassen, Potenzstörungen.	Mangel-Typ
Nieren-*Yin*-Mangel	Chronischer Verlauf mit Trockenheit der Nasenschleimhaut und Schmerzen im Hals-Rachen-Bereich. *Allgemeine Beschwerden:* Schwindel, Rückenschmerzen, unangenehme Hitzeempfindung, Schlafstörungen, Nachtschweiß.	Mangel-Typ

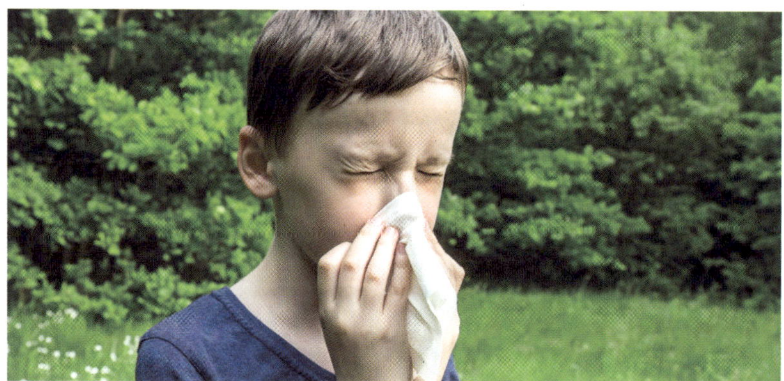

Heuschnupfen kann viele Ursachen haben

Typ 1
Wind-Hitze

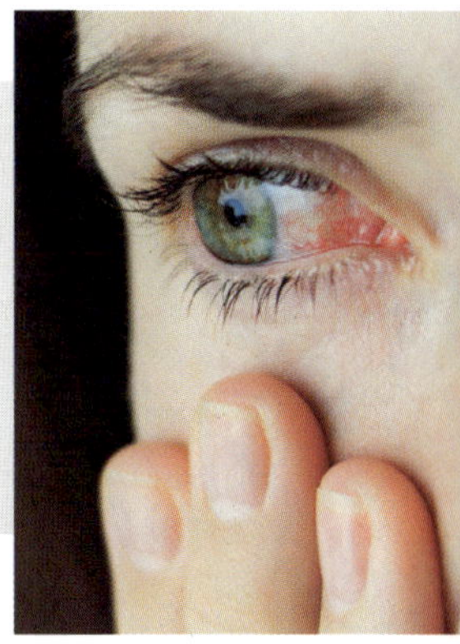

gerötete, tränende Augen – ein typisches Symptom bei Wind-Hitze

Beschwerden

Starker Juckreiz der Nase, im Hals und in den Augen, gerötete, tränende Augen, starker Niesreiz, gelbes Nasensekret, Halskratzen.

Mögliche Begleitsymptome: erhöhte Körpertemperatur und Verschlechterung bei heißen Temperaturen, Durst, leichtes Schwitzen, Halsschmerzen, erhöhte Reizbarkeit.

Bei Heuschnupfen mit dem zugrunde liegenden Muster »Wind-Hitze« kommt es zu einem anfallartigen Juckreiz der Nase mit Niesanfällen und einer verstopften Nase mit gelbem Nasensekret. Weiterhin leiden Betroffene meist unter einem Jucken und Kratzen im Hals sowie juckenden, geröteten und tränenden Augen.

Der krank machende Faktor Wind greift den Körper an den Stellen an, die er von außen erreichen kann: die Schleimhäute von Nase, Kehle und Augen. Dort kommt es zu Juckreiz und Schwellung. Der Körper versucht nun, seine Abwehrkräfte einzuschalten, die in der Chinesischen Medizin mit dem Begriff »Abwehr-*Qi*« bezeichnet werden. Wenn der Wind von außen in den Körper eindringt, hat unser Abwehr-*Qi* zum einen die Aufgabe, den Wind daran zu hindern, in tiefere Schichten einzudringen. Zum anderen soll es den Wind wieder aus dem Körper vertreiben. In der obersten Schicht unseres Körpers entflammt ein »Kampf« zwischen dem von außen eindringenden Wind und unserem Abwehr-*Qi*. Dort, wo das Abwehr-*Qi* auf den Wind trifft, reagiert der Körper vermehrt mit der Entwicklung von Hitze: Die Augen röten sich, das Nasensekret färbt sich gelblich, und man verspürt ein unangenehmes Kratzen im Hals. Aus westlicher Sicht sind dies Entzündungszeichen. Gewinnt unser Abwehr-*Qi* die Oberhand und gelingt es ihm, den Wind wieder nach draußen zu vertreiben, so kommt es zu heftigen Reaktionen: In der Nase wird der Wind mit starken Niesattacken und dem Ausfluss von gelbem Nasensekret ausgeleitet. Im Rachen

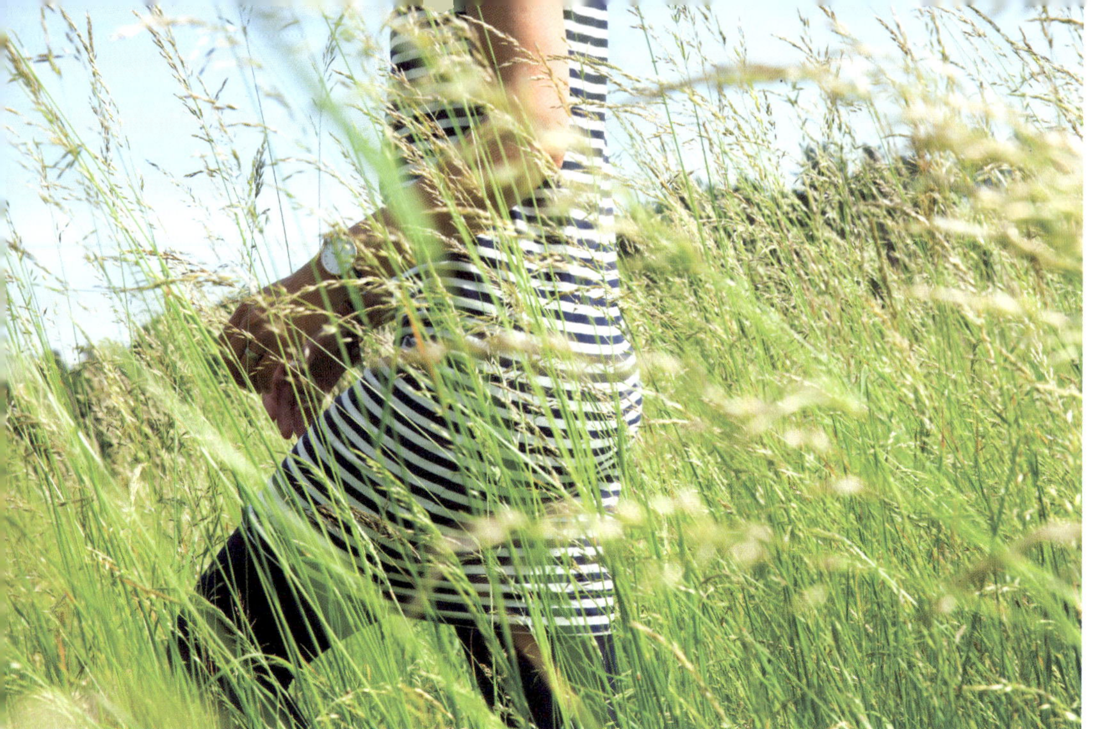

An einem heißen Sommertag verschlimmern sich die Hitze-Symptome

wird der Wind durch Husten vertrieben, in den Augen durch verstärkte Bildung von Tränenflüssigkeit.

Befinden wir uns nun zusätzlich in einer Umgebung mit hoher Außentemperatur, wie sie zum Beispiel an einem heißen Sommertag herrscht, werden diese Reaktionen noch angeheizt und können dementsprechend intensiver ausfallen.

Die Hitze, die durch die Abwehrreaktionen des Körpers entsteht, kann sich ausweiten und auch auf andere Bereiche des Körpers einwirken. Am ehesten merkt man dies durch ein Ansteigen der Körpertemperatur. Man fühlt sich erhitzt und schwitzt leicht. Durch die sich ausbreitende Hitze im Körper werden die Körperflüssigkeiten angegriffen und die Schleimhäute ausgetrocknet. Dadurch verspüren wir mehr Durst. In vielen Fällen kann man auch eine gelbliche Verfärbung unseres Zungenbelags als Zeichen der Hitze erkennen.

Wenn die Hitze innerlich nach oben steigt und das Herzsystem angreift, kommt es zusätzlich zu Unruhe und erhöhter Reizbarkeit.

Typ 2
Wind-Kälte

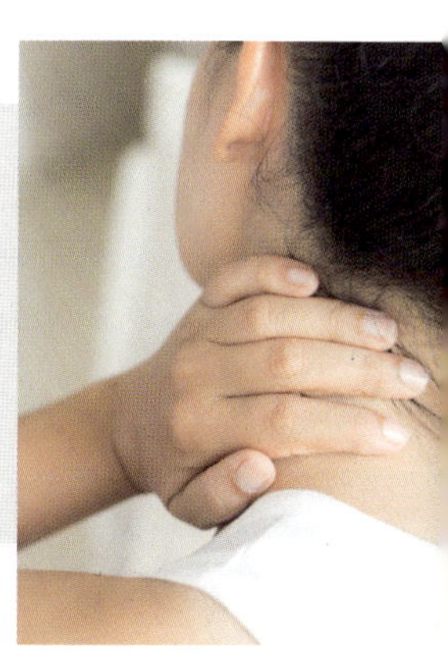

Beschwerden

Anfallartiges Nasenjucken mit Niesen, laufende Nase mit klarem, flüssigem Sekret, Auftreten meist in den kalten Monaten, verstärkt bei kalter Zugluft.

Mögliche Begleitsymptome: Abneigung gegen Kälte, Schüttelfrost, Tendenz zu Nackenschmerzen und -steifigkeit.

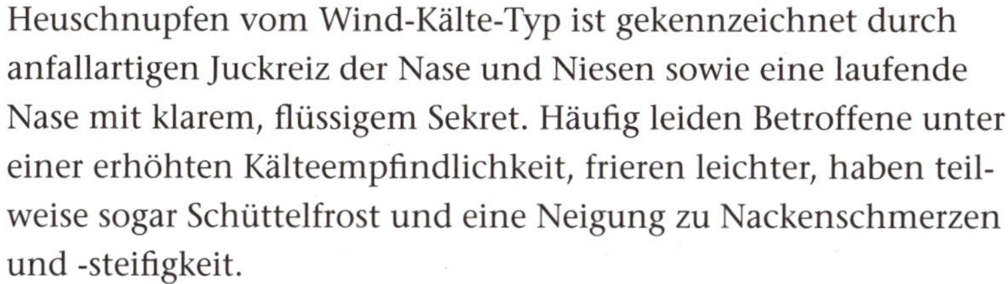

Heuschnupfen vom Wind-Kälte-Typ ist gekennzeichnet durch anfallartigen Juckreiz der Nase und Niesen sowie eine laufende Nase mit klarem, flüssigem Sekret. Häufig leiden Betroffene unter einer erhöhten Kälteempfindlichkeit, frieren leichter, haben teilweise sogar Schüttelfrost und eine Neigung zu Nackenschmerzen und -steifigkeit.

Wie bei dem Wind-Hitze-Typ dringt auch hier der äußere Faktor Wind in den Körper ein, allerdings in Verbindung mit Kälte. Daher fehlen die typischen Entzündungszeichen, die beim Wind-Hitze-Typ deutlich ausgeprägt sind. Stattdessen kommt es hier neben dem anfallartigen Juckreiz und den Niesattacken hauptsächlich zu einer stark laufenden Nase mit reichlich klarem, flüssigem Sekret. Da sich keine Hitze im Körper bildet, wird das Nasensekret nicht eingedickt und bleibt klar.

Bei Menschen des Wind-Kälte-Typs liegt im Vergleich zum Wind-Hitze-Typ eine stärker ausgeprägte *Qi*-Schwäche zugrunde. Die von außen eindringenden Faktoren Wind und Kälte sind stärker als unser Abwehr-*Qi* und können in die oberste Schicht des Körpers – Haut und Muskeln – eindringen. Hier macht uns vor allem die mit dem Wind eingedrungene Kälte zu schaffen. Denn sie ist es, die unsere Muskeln »einfriert« und Muskelsteifigkeit und Schmerzen verursacht. Dies geschieht vorwiegend dort, wo der Wind uns angreifen kann, nämlich im Bereich von Schulter und Nacken. Trotz der Schwäche des Abwehr-*Qi* versucht unser Körper, den krank machenden Wind und die einfrierende Kälte zu vertreiben. Immer wenn es unserem Abwehr-*Qi* gelingt, einen Teil der krank machenden Faktoren aus dem Körper zu vertreiben, kommt es zu kleinen Anfällen von Schüttelfrost.

Durch die vorherrschende Kälte frieren wir schneller, und die Beschwerden werden durch kalte Außentemperaturen verstärkt.

Typ 3
Lungen-Qi-Schwäche

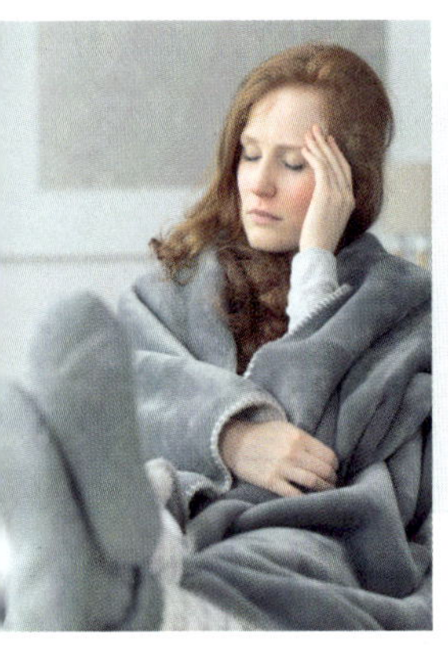

Beschwerden

Starke Sekretbildung (meist klar, flüssig) und laufende Nase, Auftreten meist bei Wind-Einfluss.

Allgemeine Beschwerden: Abnahme bis Verlust des Geruchssinns, Kurzatmigkeit, Husten mit wässrigen Auswurf, Infektanfälligkeit, Kälteabneigung, blasse Gesichtsfärbung.

Die Lungen-*Qi*-Schwäche ist das Muster, das Heuschnupfen am häufigsten zugrunde liegt.

Die Nase ist die äußere Öffnung des Lungensystems. Ihre Funktion ist direkt abhängig von der Beschaffenheit des Lungen-*Qi*. Ist das Lungen-*Qi* ausreichend und kann es ungehindert fließen, dann ist auch die Nasenatmung ungehindert, die Riechfunktion ungestört, und das Immunsystem kann krank machende Faktoren bereits im Nasenraum abfangen. Ist das Lungen-*Qi* jedoch geschwächt, dann gelingt es äußerem Wind leicht, in den Nasenraum einzudringen. Durch den Wind-Einfluss wird die Lungenfunktion gestört, die Zirkulation von Körperflüssigkeiten in den Schleimhäuten zu kontrollieren. Es tritt zu viel Flüssigkeit aus, wodurch die Schleimhäute anschwellen und es zu einer vermehrten Sekretbildung, einer laufenden und gleichzeitig verstopften Nase kommt.

Bei einer Lungen-*Qi*-Schwäche ist die Nase nicht mehr in der Lage, Gerüche adäquat wahrzunehmen. Das wird durch das vermehrte Austreten von Nasensekret und das Anschwellen der Schleimhäute noch weiter verstärkt. Dadurch kann unser Geruchssinn deutlich abnehmen. In manchen Fällen verlieren Betroffene den Geruchssinn komplett.

Unsere Atmung ist Ausdruck des Lungen-*Qi*. Ist das Lungen-*Qi* geschwächt, kann unser Körper die Atemluft nicht mehr ungehindert ein- und ausatmen. Wir entwickeln Kurzatmigkeit und Husten. Da das Lungensystem bei einer *Qi*-Schwäche nur noch eingeschränkt die Umverteilung von Körperflüssigkeiten überwachen kann, kommt es (wie in der Nase) auch im Bronchialsystem zu einer übermäßigen Ansammlung von Flüssigkeiten. Durch Husten versucht unser Körper, die Atemwege wieder frei zu machen und Flüssigkeiten auszuwerfen.

Unser Abwehr-*Qi* steht in engem Zusammenhang mit unserem Lungen-*Qi*. Bei einer Schwäche des Lungen-*Qi* nehmen auch unsere Abwehrkräfte ab, und wir »fangen« uns schnell eine »Wind-Erkrankung« wie Schnupfen, Erkältung oder Grippe ein.

Ist unser Lungensystem geschwächt, können Wind und Kälte leichter in unseren Körper eindringen, was man an einer allgemeinen Kälteaversion beobachten kann. Und da das Lungen-*Qi* maßgeblich für die Produktion von *Qi* verantwortlich ist, entsteht bei einer Lungen-*Qi*-Schwäche eine generelle *Qi*-Schwäche, die man an Abgeschlagenheit und einer blassen Gesichtsfärbung erkennen kann.

Eine starke Lunge lässt uns gut durchatmen

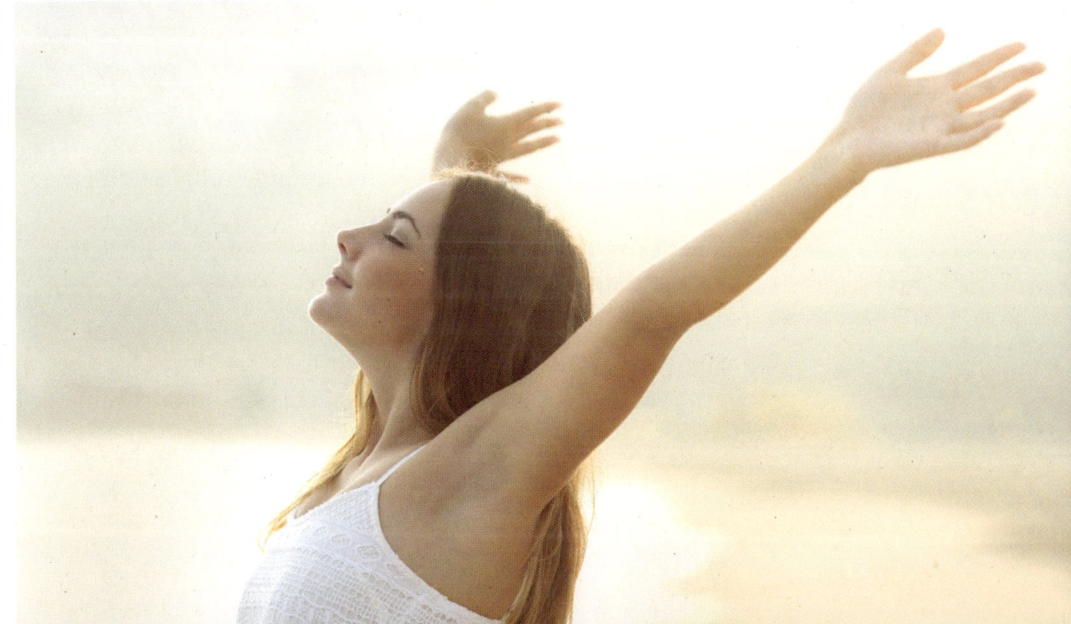

Typ 4
Milz-Qi-Schwäche

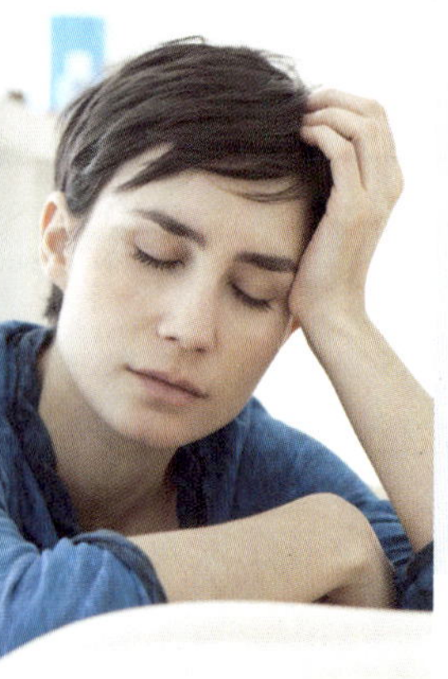

Beschwerden

Laufende Nase mit reichlich klarem, flüssigem Sekret, verstopfte Nase.

Allgemeine Beschwerden: Antriebslosigkeit, Kraftlosigkeit, Schwindel, körperliches Schweregefühl, Aufgedunsenheit, Völlegefühl, verminderter Appetit und verminderter Geschmackssinn. Am Zungenrand sind Zahnabdrücke sichtbar, und der Belag ist weiß oder klebrig.

Neben der Lungen-*Qi*-Schwäche ist die Milz-*Qi*-Schwäche eines der häufigsten Beschwerdemuster bei Heuschnupfen. In vielen Fällen treten Lungen- und Milz-*Qi*-Schwäche gemeinsam auf.

Die Ursache für das Entstehen pathogener Flüssigkeiten oder von einem Zuviel an Flüssigkeiten findet sich in den meisten Fällen im Milzsystem. Bei einer Schwäche des Milz-*Qi* können Flüssigkeiten nicht adäquat umgewandelt werden. Sie treten aus ihren gewohnten Bahnen aus und sammeln sich in Körperhöhlen wie z. B. den Nasennebenhöhlen an. Daher heißt es in der Chinesischen Medizin: »Schleim und Feuchtigkeit entstehen in der Milz und sammeln sich in der Lunge.«

Menschen mit dem zugrunde liegenden Muster einer Milz-*Qi*-Schwäche produzieren deutlich mehr Schleim und Nasensekret, was sich in einer ständig laufenden Nase zeigt. Auch schwellen durch die Ansammlung von Schleim und Flüssigkeiten die Nasenschleimhäute stärker an, was die Nasenatmung stark beeinträchtigt und zu einer verstopften Nase führt.

Die Milz ist nach dem Verständnis der Chinesischen Medizin hauptsächlich für die Umwandlung und Verteilung von Nahrung und Nährstoffen zuständig. Das entspricht unserer westlichen Auffassung von Verdauung und Stoffwechsel. Bei einer Milz-*Qi*-Schwäche werden die aufgenommenen Lebensmittel nicht richtig verdaut – es kommt zu Völlegefühl und Verdauungsstörungen.

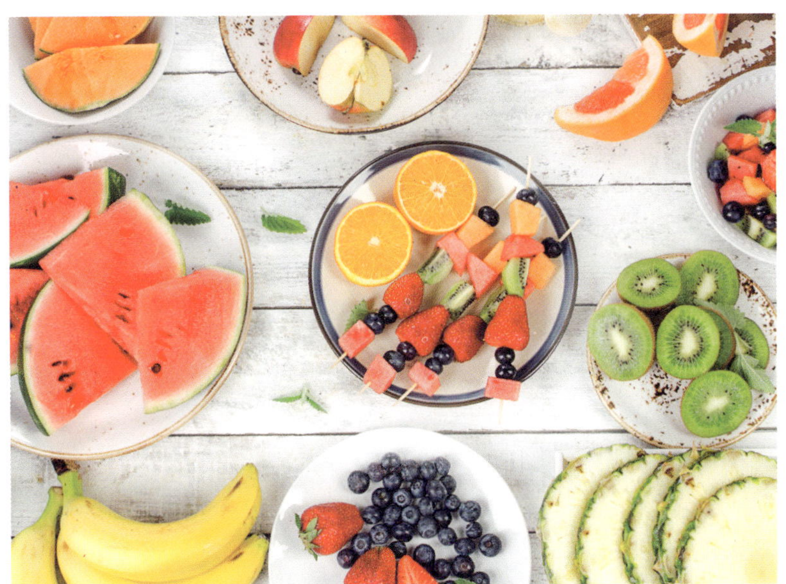

Rohkost im Übermaß schwächt das Milz-*Qi* und fördert Verschleimung

Um sich selbst zu schützen, versucht der Körper, die Nahrungszufuhr durch eine Minderung des Appetits zu kontrollieren. Unser Geschmackssinn ist direkt abhängig vom Zustand unseres Milz-*Qi*, er ist sozusagen unser Vorkoster. Mit ihm stellen wir fest, welche Nahrungsmittel gut oder schlecht für uns sind. Bei einer Milz-*Qi*-Schwäche fehlt unserem Vorkoster die Energie, seine Arbeit auszuführen, sodass wir unseren Geschmackssinn einbüßen.

Durch Störungen des Stoffwechsels sammeln sich Feuchtigkeit und Schleim nicht nur in den Nasennebenhöhlen an, sondern im gesamten Körper. Häufige Folgen sind Übergewicht, Kraftlosigkeit, Antriebslosigkeit, Schwindel und körperliche Schwere, alles typische Mangel-Symptome. Aufgrund der gestörten Funktion der Milz kann der Körper der Nahrung nicht genügend Nährstoffe entziehen. Das führt dazu, dass die Organe, Muskeln und andere Körperstrukturen auf Dauer nicht mit ausreichend Energie versorgt werden. Die Betroffenen fühlen sich kraftlos und können sich oft nur schwer zu Aktivitäten aufraffen.

Eine gedunsene Zunge mit Zahneindrücken und klebrigem Belag ist ein typisches Zeichen einer Milz-*Qi*-Schwäche.

Das Lungensystem und das Milzsystem sind sowohl in ihren physiologischen Funktionen als auch in ihrer Beteiligung an unserem Immunsystem eng miteinander verknüpft. Daher kommt es bei chronisch-allergischer Rhinitis, dem ganzjährigen Heuschnupfen, sehr häufig zu einem gemeinsamen Mangel von Lungen-*Qi* und Milz-*Qi*. Es ist aus Sicht der Chinesischen Medizin also nicht weiter verwunderlich, wenn ein Patient, der ganzjährig an Heuschnupfen leidet, sowohl Zeichen einer Lungen-*Qi-Schwäche* (Kurzatmigkeit, Infektanfälligkeit oder Störungen des Geruchssinns) als auch Zeichen einer Milz-*Qi-Schwäche* (Verdauungsstörungen, genereller Energiemangel) aufweist.

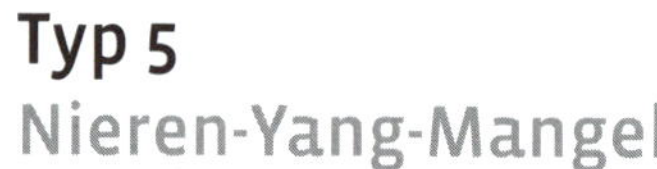

Typ 5
Nieren-Yang-Mangel

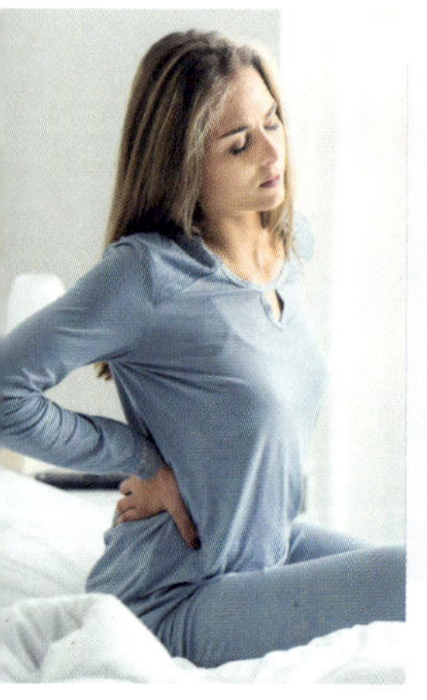

Beschwerden

Chronischer Verlauf mit andauerndem Niesen, verstopfte Nase und ständig laufende Nase.

Allgemeine Beschwerden: Müdigkeit, Antriebslosigkeit, Kurzatmigkeit bei Bewegung; schnelles Frieren und Kälteaversion mit kalten Armen und Beinen, Schmerzen und Schwäche im unteren Rücken und den Knien, Ödeme an den Beinen, häufiges (nächtliches) Wasserlassen, heller Urin, vermindertes sexuelles Verlangen, Potenzstörungen.

Das Nieren-*Yang* ist der wärmende und zirkulationsfördernde Aspekt der Nieren-Energie. Menschen mit einem Nieren-Yang-Mangel leiden meist unter einem chronischen Krankheitsbild, das oft mit Energielosigkeit und erhöhter Kälteempfindlichkeit einhergeht.

Die Nieren nehmen eine besondere Stellung im Organsystem der Chinesischen Medizin ein. Sie gelten als die Quelle und Reserve von *Qi, Yin* und *Yang*. Daher ist ein Nieren-*Yang*-Mangel immer mit einer Nieren-*Qi*-Schwäche kombiniert. Krankheit, Alter und Langzeitmedikamenteneinnahme verbrauchen das Nieren-*Qi*. Deshalb trifft man dieses Muster in der Regel bei Älteren, chronisch Kranken oder Menschen an, die über lange Zeit Medikamente einnehmen müssen. Nur in seltenen Fällen tritt dieses Muster bei jungen Menschen auf.

Darüber hinaus ist das Nierensystem mit allen anderen Organsystemen verbunden, speziell mit dem Milz- und dem Lungensystem. Lang anhaltende Erkrankungen dieser beiden Systeme führen dazu, dass der Körper nicht genügend Energie produziert und auf seine angesparten Energiereserven angewiesen ist. Das geht uns sprichwörtlich »an die Nieren«. Durch den Mangel an *Qi* (Energie) leiden Betroffene an Müdigkeit, Antriebslosigkeit und Kurzatmigkeit bei körperlicher Belastung.

Nimmt die wärmende *Yang*-Energie des Nierensystems ab, so breitet sich eine innerliche Kälte aus, die, von den Nieren ausgehend, in das Milz- und Lungensystem eindringt. Dadurch erhält das Milzsystem nicht genügend wärmende *Yang*-Energie, die es zum Umwandeln von Flüssigkeiten benötigt. Die Folge davon ist, dass die Milz die Kontrolle über den Flüssigkeitshaushalt des Körpers verliert: Der Körper produziert mehr Schleim, und die Nase läuft noch stärker und öfter.

Durch den Nieren-*Yang*-Mangel dringt Kälte in das Lungensystem, das nun, ähnlich wie bei dem oben beschriebenen Wind-Kälte-Muster, versucht, die eingedrungene Kälte durch Niesen wieder hinauszubefördern. Im Unterschied zum Wind-Kälte-Muster ist die Kälte jedoch nicht nur von außen in den Körper eingedrungen, sondern entsteht auch aufgrund eines Mangels im Körper selbst (*Yang*-Mangel). Daher kann das Lungensystem die Kälte nicht durch Niesen aus dem Körper vertreiben, und es entsteht ein dauerhaftes und anstrengendes Niesen.

Mit der Abnahme des Nieren-*Yang* kommt es zu starkem (innerlichen) Frieren und ausgeprägter Abneigung gegen Kälte sowie kalten Armen und Beinen. Ein geschwächtes Nieren-*Yang* ist außerdem häufig die Ursache für verminderte Libido und Impotenz. Uns fehlt dann das »Feuer der Leidenschaft«.

Die Nieren liegen im unteren Rücken. Daher sind Schmerzen und ein Gefühl von Schwäche im unteren Rücken (Kreuzschmerzen) typische Zeichen einer Nieren-Schwäche. Ödeme an den Beinen und häufiges Wasserlassen zeigen an, dass die Niere (das Organ der Wandlungsphase Wasser) ihre wasserregulierende und ausscheidende Funktion nicht richtig ausüben kann.

Menschen mit dem zugrunde liegenden Muster eines Nieren-*Yang*-Mangels tendieren in den Akutphasen zu Symptomen des Wind-Kälte-Typs.

Typ 6
Nieren-Yin-Mangel

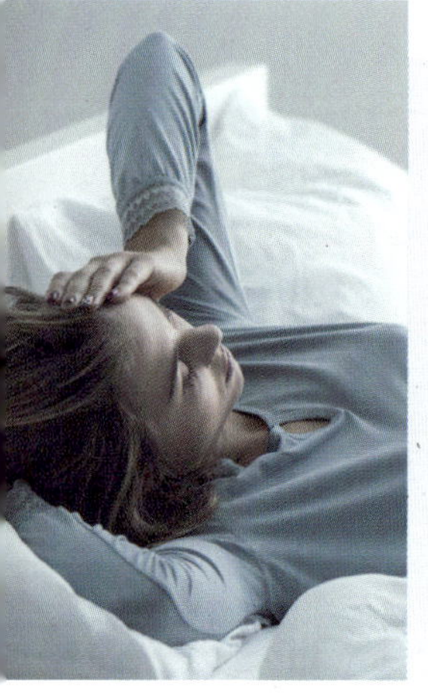

Beschwerden

Chronischer Verlauf mit andauerndem Niesen, Nasenjucken und Trockenheit der Nasenschleimhaut, Rachenschmerzen mit Juckreiz und Trockenheit im Hals-Rachen-Bereich.

Allgemeine Beschwerden: Schwindel, Kopfschmerzen, Schwäche und Schmerzen im unteren Rücken, Hitzeempfindung an den Handflächen und Fußsohlen sowie in der Brust (»Fünf-Herzen-Hitze«), Unruhe, Schlafstörungen und Nachtschweiß, trockene Augen, Sehstörungen, trockener Stuhl, dunkler und spärlicher Urin, gerötete Zungenspitze.

Im Nierensystem sind die Substanzen *Qi, Yin* und *Yang* sehr eng miteinander verbunden: Ein Mangel der einen Substanz kann leicht den Mangel der Übrigen bedingen. So führt eine Nieren-*Qi*-Schwäche leicht zu einem Nieren-*Yin*-Mangel. Ähnlich wie bei dem Nieren-*Yang*-Mangel hat auch der Nieren-*Yin*-Mangel Auswirkungen auf den gesamten Körper. Das Nieren-*Yin* hat die Aufgabe, sämtliche Schleimhäute, die Organe, das Gehirn, die Haut und unsere Sinnesorgane mit Nährstoffen zu versorgen und zu befeuchten. Bei einem Nieren-*Yin*-Mangel entsteht durch den

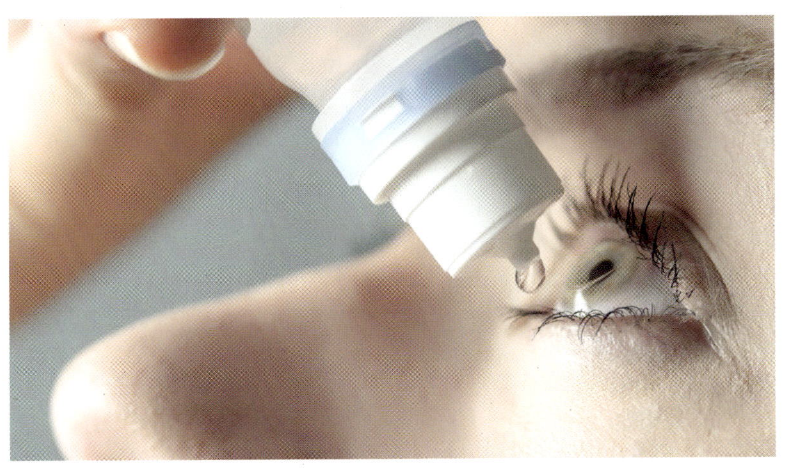

Trockene Augen – ein Anzeichen für Nieren-*Yin*-Mangel

Mangel an befeuchtender *Yin*-Flüssigkeit eine allgemeine Trockenheit der Schleimhäute. Das kann man an Mund- und Rachentrockenheit, trockener Nase und trockenen Augen sowie trockenem Stuhl erkennen.

Durch den Mangel an nährenden Substanzen in den Muskeln kommt es zu Schwäche und Schmerzen, speziell im Bereich des unteren Rückens und der Knie. Durch den *Yin*-Mangel im Herzen entsteht ein unruhiger Geist, der sich in mentaler Unruhe und Schlafstörungen zeigt. Wird unser Gehirn nicht ausreichend mit befeuchtenden und nährenden Stoffen versorgt, leiden wir unter Schwindel und Kopfschmerzen.

Die mangelnde Befeuchtung und Kühlung durch das Nieren-*Yin* führt zu einem Übermaß an Nieren-*Yang,* was innere Hitze (sogenannte Leere-Hitze) bewirkt. Deshalb können bei einem Nieren-*Yin*-Mangel Hitzeempfindungen an den Handflächen und Fußsohlen sowie in der Nähe des Herzens und Nachtschweiß auftreten.

Menschen mit dem zugrunde liegenden Muster eines Nieren-*Yin*-Mangels tendieren in den Akutphasen zu Symptomen des Wind-Hitze-Typs.

Die sechs Disharmoniemuster bei Heuschnupfen haben wir ausführlich besprochen. Nun können Sie den Schritt machen und bestimmen, welches Disharmoniemuster bzw. welche Muster Sie aufweisen. Unterscheiden Sie dabei zwischen dem Fülle-Disharmoniemuster in der Akutphase (Pollenzeit) und dem zugrunde liegenden Mangel-Muster in der übrigen Zeit.

In der folgenden Übersicht finden Sie in der linken Spalte Fragen zu Ihren Beschwerden, in der rechten Spalte steht die Diagnose, also das passende TCM-Disharmoniemuster. Wenn Sie im Buch ein paar Seiten zurückblättern, finden Sie als Gedächtnisstütze bei jedem Muster eine Liste der häufigsten Beschwerden.

Bitte beachten Sie, dass Sie bei starken Beschwerden unbedingt einen Arzt oder TCM-Therapeuten aufsuchen sollten.

Selbsttest: Welches Disharmoniemuster weisen Sie auf?

Beschwerden	Diagnose	Typ
Haben Sie bei Heuschnupfen gerötete und tränende Augen?	Wind-Hitze	Fülle-Typ
Haben Sie bei Heuschnupfen eine verstopfte Nase mit gelbem Sekret?		
Kommt es begleitend zu Kratzen und Jucken im Hals?		
Leiden Sie bei Heuschnupfen unter einem Hitzegefühl, und schwitzen Sie leicht?		
Haben Sie bei Heuschnupfen eine verstopfte Nase mit klarem, flüssigem Sekret?	Wind-Kälte	Fülle-Typ
Haben Sie eine Abneigung gegen Kälte und Zugluft?		
Leiden Sie unter Infektanfälligkeit?	Lungen-*Qi*-Schwäche	Mangel-Typ
Verspüren Sie häufig Kurzatmigkeit?		
Haben Sie oft Husten?		
Haben Sie eine eher blasse Gesichtsfarbe?		

Fühlen Sie sich häufig müde, matt und kraftlos?	Milz-*Qi*-Schwäche	Mangel-Typ
Fehlt Ihnen die Energie, um den Alltag »anzupacken«?		
Haben Sie häufig Durchfall?		
Fehlt Ihnen beim Essen manchmal der Appetit?		
Haben Sie nach dem Essen häufig ein Völlegefühl?		
Frieren Sie leicht?	Nieren-*Yang*-Mangel	Mangel-Typ
Haben Sie Schmerzen oder ein Schwächegefühl im Kreuz und/oder in den Knien?		
Neigen Sie zu Ödembildung an den Beinen?		
Müssen Sie nachts häufig auf die Toilette?		
Führen Sie eine Langzeittherapie z. B. mit Kortison oder Psychopharmaka durch?		
Verspüren Sie öfter Schwindel?	Nieren-*Yin*-Mangel	Mangel-Typ
Leiden Sie unter Kopfdruck oder Kopfschmerzen?		
Haben Sie leicht heiße Hände und Füße?		
Haben Sie Schlafstörungen (Ein- und Durchschlafstörungen)?		
Schwitzen Sie nachts?		

Die Selbstdiagnose ist die Grundlage dafür, die passenden Selbstbehandlungsmaßnahmen zu finden. Dazu gehört in erster Linie eine Ernährungsumstellung. Als unterstützende Maßnahmen finden Sie im Buch außerdem spezielle Qigong-Übungen und Selbstmassagetechniken.

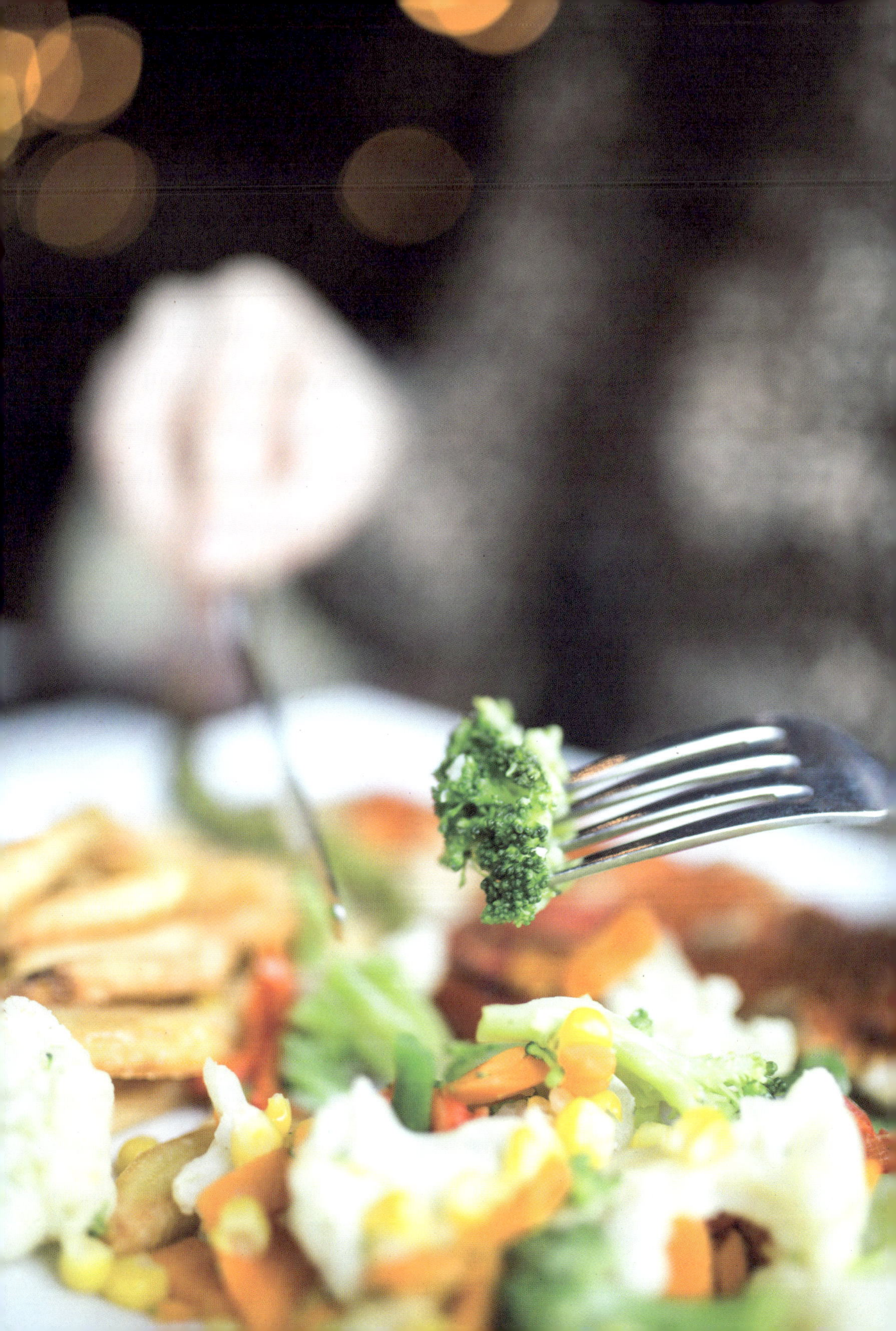

营养

Mit der Fünf-Elemente-Ernährung die Abwehrkraft stärken

Eine gesunde und ausgewogene Ernährung führt ohne Zweifel zu mehr Gesundheit und Wohlbefinden. Aber hilft sie auch bei Heuschnupfen? Die chinesische Ernährungslehre bietet die Möglichkeit, über die gezielte Verwendung von Lebensmitteln die Abwehrkraft zu stärken und den Körper so gegen äußere krank machende Faktoren zu wappnen. Auf diese Weise kann die Ernährung Sie bei der Linderung von Heuschnupfen unterstützen.

Strategien bei Heuschnupfen

In der Einführung haben Sie gelesen, durch welche Mechanismen Heuschnupfen aus Sicht der Chinesischen Medizin bedingt ist: durch das Eindringen von Wind-Hitze bzw. Wind-Kälte in der akuten Phase (d.h. in der Pollenzeit) und durch eine Organschwäche, die auch außerhalb der Pollenzeit vorhanden ist. Sie macht es erst möglich, dass die äußeren krank machenden Faktoren in den Körper gelangen können.

Die Fünf-Elemente-Ernährung bietet zwei Strategien gegen Heuschnupfen: Mit geeigneten Lebensmitteln können Sie der Wind-Hitze bzw. Wind-Kälte gegensteuern und zudem die geschwächten Organe (Lunge, Milz, Niere) stärken.

Welche Lebensmittel hierzu »geeignet« sind, ergibt sich aus den Eigenschaften, die die Chinesische Medizin den Lebensmitteln zuschreibt. Diese sind – genau wie Arzneimittel – durch ihre Thermik und ihre Geschmacksrichtungen charakterisiert, die im Körper spezifische Wirkungen entfalten. Was man genau unter »thermischer Wirkung« und »Geschmacksrichtungen« versteht, möchten wir Ihnen kurz erläutern.

Die thermische Wirkung von Lebensmitteln

Die Einteilung von Lebensmitteln nach ihrer thermischen Wirkung richtet sich danach, wie viel *Yin* oder *Yang* sie jeweils enthalten. Sie erinnern sich: *Yin* steht u.a. für Kälte, *Yang* für Wärme. Aufgrund dieser Eigenschaften entfalten Lebensmittel in unserem Körper bestimmte Wirkungen – sie geben Wärme ab und wärmen uns dadurch, oder sie geben Kälte ab und kühlen uns. Manche Lebensmittel verhalten sich auch »neutral«.

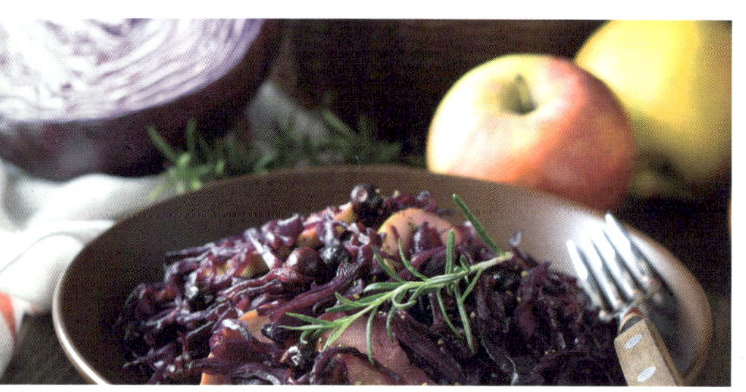

Die thermischen Wirkungen haben Sie sicher auch selbst schon

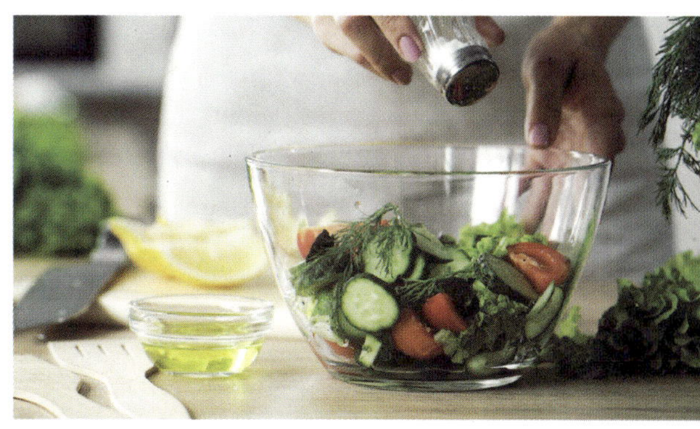

einmal bemerkt. Vielleicht wurde Ihnen nach dem Genuss von Rotkraut, einem Glas Rotwein oder einem Lammragout ziemlich warm, oder Sie fühlten sich nach dem Verzehr von Salat erfrischt.

Die thermischen Eigenschaften der Lebensmittel können wir gezielt nach Jahreszeit und individuellen Bedürfnissen einsetzen. So sollten wir im Sommer mehr kühle und ab und zu kalte Lebensmittel, im Winter – wenn es draußen friert und schneit – mehr die warmen und heißen Lebensmittel verwenden. Menschen, denen häufig kalt ist, werden mit kalten Lebensmitteln noch mehr frieren – daher sollten sie wärmende Speisen zu sich nehmen. Die thermischen Wirkungen können auch bei den unterschiedlichen Disharmoniemustern von Heuschnupfen strategisch eingesetzt werden.

Hier eine Übersicht über die thermische Wirkung der Lebensmittel.

Kalte Lebensmittel

Thermisch kalte Lebensmittel sind Südfrüchte wie Bananen, Zitrusfrüchte oder Melonen. Sie wachsen in klimatisch heißen Gebieten und helfen den dort beheimateten Menschen, die hohen Außentemperaturen auszugleichen. Kalt wirken auch Gurken und Tomaten, die – in traditioneller Landwirtschaft ohne beheiztes Glashaus – nur im Sommer verfügbar wären. Sie kühlen den Körper sehr stark ab und helfen, überschüssige Hitze im Körper zu beseitigen. Kalte Lebensmittel sollten nur in kleinen Mengen und hauptsächlich in der heißen Jahreszeit konsumiert werden. Menschen, die häufig frieren oder eine empfindliche Verdauung mit Neigung zu Durchfall haben, sollten diese Lebensmittel in roher Form meiden. Heuschnupfenpatienten vom Wind-Kälte-Typ sollten auf kalte Lebensmittel verzichten, da sich ihre Symptome verstärken können.

Kühlende Lebensmittel

Kühlende Lebensmittel helfen uns, Blut und Körpersäfte zu bilden, und befeuchten das Gewebe und die Schleimhäute. In den heißen Monaten helfen uns kühlende Lebensmittel, die durch das Schwitzen verlorenen Körperflüssigkeiten wieder aufzubauen. In den kalten Wintermonaten oder bei empfindlicher Verdauung empfiehlt es sich, diese Zutaten in gekochtem Zustand zu verwenden. Zu den kühlenden Lebensmitteln gehören Milchprodukte, viele Gemüsesorten, Früchte und Salate. Für Wind-Kälte-Patienten gilt, dass kühlende Lebensmittel – ähnlich wie die kalten – die Symptomatik verstärken können. Milchprodukte fördern (vor allem bei geschwächtem Milz-*Qi*) die Schleimbildung im Körper, was Schnupfen oder Husten verschlimmern kann.

Neutrale Lebensmittel

Die neutralen Lebensmittel haben mengenmäßig die größte Bedeutung für unsere Ernährung, denn sie können in jeder Jahreszeit genossen werden. Dazu gehören fast alle Getreidesorten, Hülsenfrüchte, Wurzelgemüse, Pilze und Nüsse. Sie stärken das *Qi* und wirken ausgleichend. Sie sind bei allen Heuschnupfendisharmoniemustern zu empfehlen.

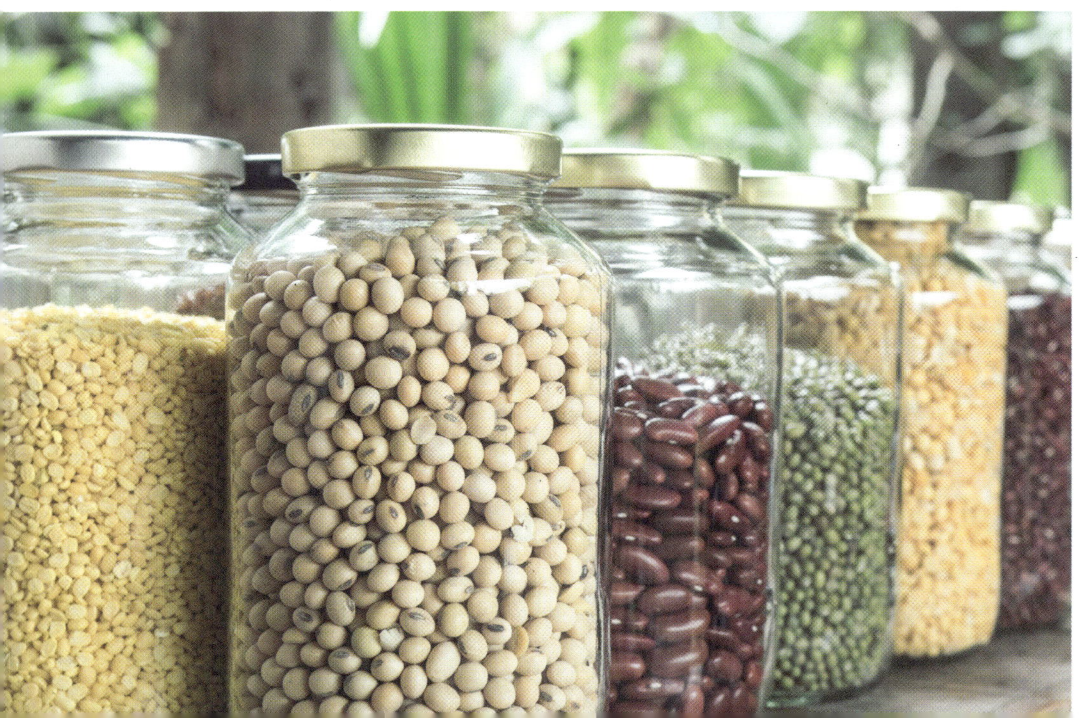

Warme Lebensmittel

Diese Lebensmittel wirken leicht erwärmend und anregend. Sie sollten gemeinsam mit neutralen Lebensmitteln vermehrt im Herbst und Winter verzehrt werden. Je kälter die Außentemperaturen sind, desto mehr brauchen wir wärmende Zutaten in unserer Ernährung. Zu dieser Gruppe zählen fast alle frischen und getrockneten Kräuter, die meisten Gewürze, Trockenfrüchte, Lauch und Zwiebeln. Bei Wind-Hitze-Symptomatik ist vor allem in der warmen Jahreszeit darauf zu achten, dass diese Lebensmittel nur in kleinen Mengen verwendet werden. Vor allem bei den Gewürzen kann es zu Kreuzallergien kommen, deshalb bitte Vorsicht. Mild gewürzte und einfache Mahlzeiten sind die Alternative.

Heiße Lebensmittel

Im Winter helfen heiße Lebensmittel, den Körper vor Kälte zu schützen. In diese Gruppe gehören Zutaten wie scharfe Gewürze, Zimt, hochprozentiger Alkohol, gegrilltes Fleisch und Lamm. Heiße Lebensmittel sollten nur in kleinen Mengen verwendet werden, da sie sonst innere Hitze auslösen bzw. ein empfindliches Verdauungssystem zu sehr reizen (z.B. Chilischoten). Heuschnupfenpatienten vom Wind-Hitze-Typ sollten diese Lebensmittel wegen der stark wärmenden Wirkung meiden.

Die Art der Zubereitung verändert die Thermik

Der Kochvorgang verändert den thermischen Zustand eines Lebensmittels. Ein Beispiel: Nach der Chinesischen Medizin ist die thermische Wirkung von Tomaten in rohem Zustand sehr abkühlend und kann bei empfindlicher Verdauung Beschwerden auslösen. Wird die Tomate gekocht, dann verringert sich die abkühlende Wirkung. Wenn zusätzlich erwärmende Gewürze wie Rosmarin oder Basilikum dazugegeben werden, ist die Thermik der Tomate bereits neutral und auch für empfindliche Menschen verträglich. So hat nicht nur die Wahl der Zutaten, sondern auch die Zubereitungsart einen Einfluss auf den energetischen Zustand der Speisen. In der Chinesischen Medizin werden zwei Zubereitungsarten unterschieden: *yin*isieren und *yang*isieren.

Veränderung der Thermik durch die Zubereitungsart

Zubereitungs-art	Wirkung	Beispiele
*Yin*isieren	• Erwärmende Wirkung ausgleichend • Abkühlende Wirkung verstärkend	• Blanchieren (kurz aufkochen) • Kurz kochen mit viel Wasser • Kochen mit kühlenden Zutaten (Obst, Südfrüchte, Sprossen, Fruchtsäfte) • Einweichen
*Yang*isieren	• Abkühlende Wirkung ausgleichend • Erwärmende Wirkung unterstützend	• Scharf anbraten, grillen, räuchern • Sanftes, langes Schmoren • Im Backofen zubereiten • Langes Kochen (Suppen) • Verwenden von heißen/warmen Gewürzen, Kräutern • Kochen mit Alkohol • Trocknen

Die fünf Geschmacksrichtungen von Lebensmitteln

Neben der thermischen Wirkung setzt die »Fünf-Elemente-Ernährung« auch auf den bewussten Einsatz von Geschmack und Wirkrichtung von Lebensmitteln. Die Geschmacksrichtungen entsprechen den Fünf Elementen bzw. Wandlungsphasen Holz, Feuer, Erde, Metall und Wasser (siehe Seite 18). Auch die Organe sind den Fünf Elementen zugeordnet. So können wir über die Geschmacksrichtungen auf unsere Organe einwirken.

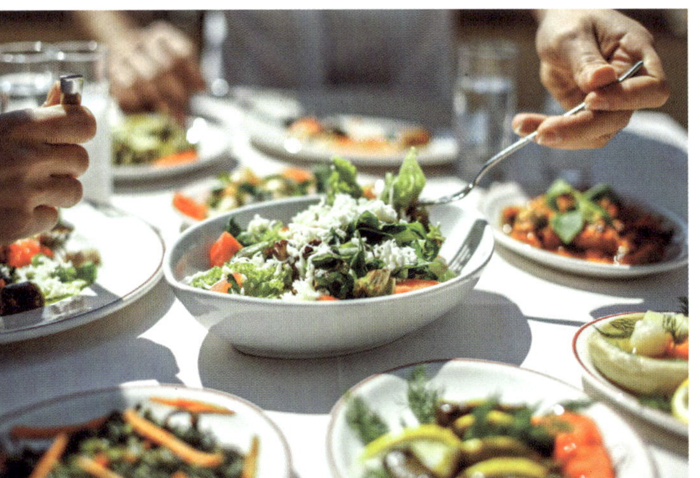

Zuordnung von Geschmack und Organwirkung zu den Wandlungsphasen

Element	Geschmacks-richtung	Organwirkung
Holz	Sauer	Leber, Gallenblase
Feuer	Bitter	Herz, Dünndarm
Erde	Süß	Milz, Magen
Metall	Scharf	Lunge, Dickdarm
Wasser	Salzig	Niere, Blase

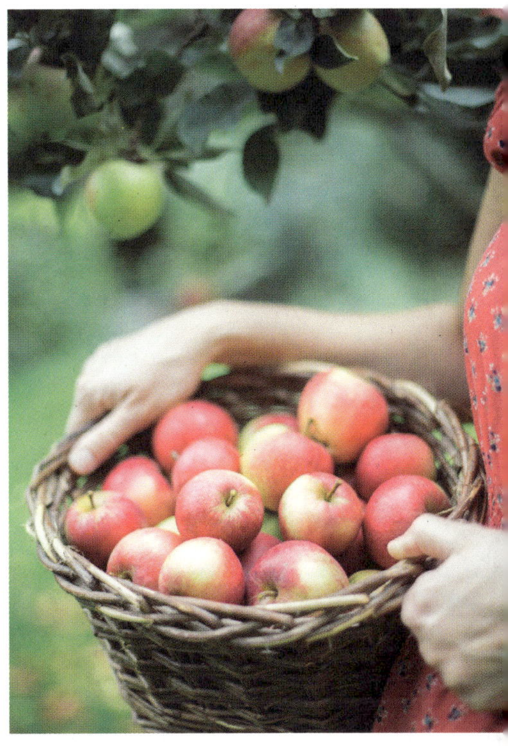

Zur Stärkung der Organe sollten idealerweise alle Fünf Elemente auf dem Teller vorhanden sein. Auch bei den Geschmacksrichtungen gilt: Die Dosis macht das Gift. Jede der fünf Geschmacksrichtungen wirkt in kleinen Dosen kurzfristig anregend, in einer Überdosis kehrt sich die Wirkung ins Gegenteil, und das entsprechende Organ wird gehemmt oder sogar in seiner Funktion gestört.

Element Holz (sauer)

In die Kategorie »Holz« gehören Lebensmittel mit saurem Geschmack wie Essig, Zitrusfrüchte, Sauerkraut oder säuerliche Äpfel und Beeren. Der saure Geschmack hat eine zusammenziehende (adstringierende) Wirkung und wird zu therapeutischen Zwecken bei Nachtschweiß, Schwitzen aufgrund von Schwäche, nach der Geburt und bei Harn- oder Samenverlust eingesetzt.

Element Feuer (bitter)

Der dem »Feuer« zugeordnete bittere Geschmack wirkt austrocknend, regt die Umwandlung und Verteilung von Nahrung an, trocknet Feuchtigkeit und leitet Stuhl aus. Ein Extrembeispiel für den bitteren Geschmack ist Bittersalz als Abführmittel.

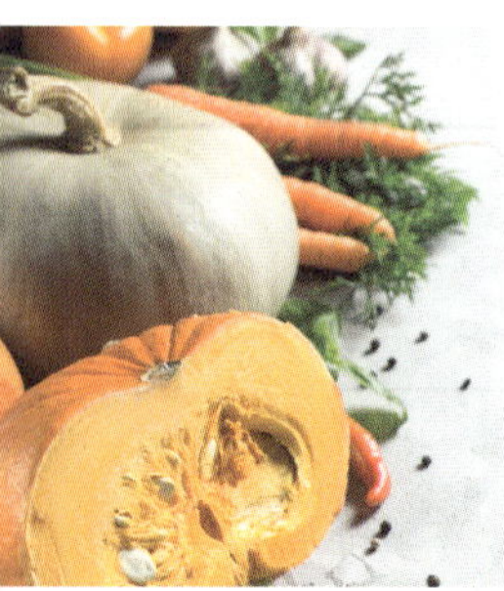

Element Erde (süß)

Dem Element Erde ist die Geschmacksrichtung »süß« zugeordnet. Damit ist jedoch nicht die intensive Süße von Süßigkeiten gemeint, sondern süßlich schmeckende Gemüsesorten wie Möhren, Fenchelknollen, Kartoffeln, Kürbis und die Getreidearten Hafer oder Hirse. Süßlich schmeckende Zutaten nähren Blut und *Qi*, stärken den Verdauungstrakt, befeuchten bei Trockenheit und wirken entspannend. Diese Lebensmittel sind in der Regel immer eine gute Wahl.

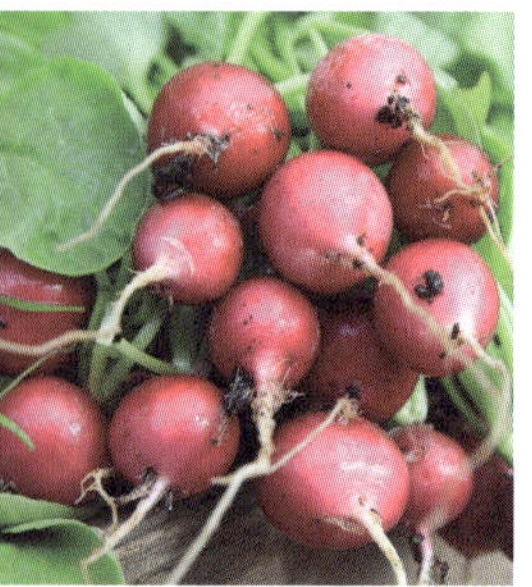

Element Metall (scharf)

In diese Kategorie gehören Lebensmittel mit scharfem Geschmack wie Rettich, Radieschen, Knoblauch, Meerrettich, aber auch Gewürze wie Zimt und Nelken oder kleine Mengen an Alkohol. Scharfe Lebensmittel wirken anregend auf den *Qi*-Fluss, sie reinigen die Lunge und den Dickdarm und beseitigen Blockaden, die zum Beispiel durch Schleim entstehen. Achtung: Zu viel schadet, vor allem bei Hitzeerkrankungen aufgrund starker Stagnation (z.B. Gastritis oder Sodbrennen). Also Vorsicht mit allzu großen Mengen Knoblauch oder Chili.

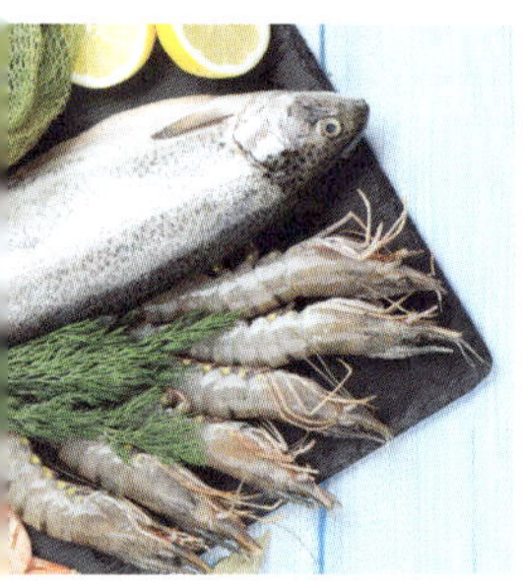

Element Wasser (salzig)

Dem Element Wasser sind Lebensmittel mit salzigem Geschmack zugeordnet oder solche, die aus dem Wasser kommen: Algen, Miso (vergorene Sojabohnen mit oder ohne Getreide), Sojasoße, Salz, Fisch und Meeresfrüchte. Der salzige Geschmack löst Schleim, leitet Stuhl aus (lauwarmes Salzwasser hilft bei Verstopfung) und festigt die Knochen.

Eine Tabelle über die thermische Wirkung von Lebensmitteln und ihre Geschmacksrichtung finden Sie kostenlos zum Download unterr www.oekom.de/YangSheng_5-Elemente-Tabelle.pdf. Die Angaben dort beziehen sich immer auf den rohen Zustand des Lebensmittels.

Nutzen Sie Lebensmittel als Heilmittel

Mit der kurzen Einführung in die thermischen Wirkungen und Geschmacksrichtungen von Lebensmitteln haben Sie bereits eine Vorstellung gewonnen, wie Sie Ihr jeweiliges Disharmoniemuster ausgleichen können. Ist Wind-Hitze Ihr Thema, gilt es, mit der Ernährung Hitze auszuleiten, leicht zu kühlen und Ihre Körperflüssigkeiten aufzubauen. Wenn Sie zum Wind-Kälte-Typ von Heuschnupfen gehören, gibt es ebenfalls nährendes, aufbauendes, »saftiges« Essen mit leicht wärmender Tendenz, um vor allem in der kälteren Jahreszeit mit Wärme zu unterstützen.

Um Ihre Organe zu stärken, ist es wichtig, die Qualität der Mahlzeiten mit natürlichen, unverarbeiteten Lebensmitteln zu verbessern und insgesamt mehr günstige Nährstoffe *(Qi)* aufzunehmen. Bevorzugen Sie saisonales Obst und Gemüse aus der Region, am besten aus biologischem Anbau. Auch sollten Sie vermehrt gekochte Mahlzeiten verzehren, um das Verdauungssystem zu entlasten. Vor allem Heuschnupfenpatienten vom Wind-Kälte-Typ profitieren von einem warmen Frühstück, das Kältegefühlen und Energiemangel entgegenwirkt. Ein idealer Start in den Tag sind eine warme Suppe oder ein glutenfreier Getreidebrei.

Hier einige Empfehlungen für die unterschiedlichen Heuschnupfentypen.

Lebensmittel bei Wind-Hitze

Durch eine bewusste Auswahl von Lebensmitteln können Sie sich von innen erfrischen und kühlen. Trotzdem ist es wichtig, auf die Bekömmlichkeit zu achten und nicht nur Rohkost und kalte Lebensmittel zu essen.

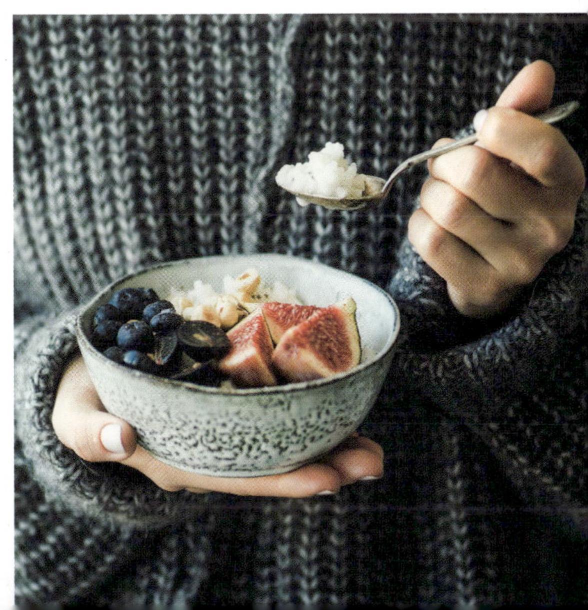

Getreide	Polenta, Reis, Hirse, Gerste (enthält Gluten, wirkt aber ausleitend und kühlt Hitze)
Hülsenfrüchte	Mungbohnen, in kleinen Mengen Linsen, Bohnen, Kichererbsen
Gemüse	Mangold, Möhren, Sellerie, Stangensellerie, Rettich, Chinakohl, Brokkoli, Kohlrabi, Blumenkohl, Radieschen, Schwarzwurzel, Spargel, Zucchini, Kartoffel, Tomate, Gurke (gekocht!), alle Blattsalate, Champignons, Austernpilze
Obst	Birne, Aprikose, Pfirsich, Zwetschge, Weintraube, Kirsche, Rhabarber, Beeren
Fleisch	Ente, Kaninchen, Huhn
Fisch	Möglichst frisch! Süßwasserfisch wie z. B. Forelle, Karpfen, Saibling; Meeresfisch wie Makrele oder Hering (Omega-3-Quelle)
Kräuter/ Gewürze	Alle frischen Küchenkräuter, wie Petersilie, Dill, Basilikum, Kresse, Koriander, Salbei
Getränke	Malventee, Rosenknospentee, Salbeitee, Melissentee, Brennnesseltee, Verbenenkrauttee, Pfefferminztee, Kamillentee, Grüner Tee
Nüsse/Samen	Sesam, Sonnenblumenkerne, Kürbiskerne, Pinienkerne, Mandeln, Walnüsse, Maronen (Esskastanien)
Sonstiges	Hochwertige Pflanzenöle (Olivenöl, Leinöl), kleine Mengen Milchprodukte als Ergänzung zu Ihren gekochten Speisen

Ideal ist ein Mittelmaß: gut verträgliche einfache Speisen, die mit kühlenden Zutaten (wie kleine Mengen Rohkost, Blattsalate) ergänzt werden. Die Kochmethoden sollten *yin*isierend sein, das heißt saftig-soßige Zubereitung, kurz dünsten und blanchieren. Andere Kochmethoden wie Grillen, Frittieren oder Braten bringen noch mehr Hitze in den Körper und würden die Hitze-Symptomatik verstärken. Hier können Sie besonders viel erreichen, wenn Sie ungünstige Gewohnheiten ablegen. Der Verzicht auf Genussmittel wie Alkohol, Nikotin, Schwarztee und das Beachten der »Essenshygiene« – sich Zeit für die Mahlzeiten nehmen, nicht zu viel essen, nicht zu spät am Abend essen – bringen die größten Erfolge.

Das sollten Sie vermeiden

- Mahlzeiten ausfallen lassen, nicht frühstücken
- Unregelmäßige Essenszeiten
- Üppige Mahlzeiten, zu viel auf einmal (z. B. Büfett)
- Spät am Abend oder gar nachts essen

- Unruhe, Sorgen beim Essen
- Fleischmahlzeiten am Abend
- Trockene Nahrung (Brotmahlzeiten), sehr salzige Speisen
- Gegrilltes, Frittiertes, Gebratenes
- Austrocknende Nahrungs- und Genussmittel, wie Kaffee, Rotwein, Schwarztee, scharfe Gewürze (Chili, Cayennepfeffer).

Lebensmittel bei Wind-Kälte

Bei Wind-Kälte besteht der Ansatz der Ernährungstherapie darin, den Körper zu wärmen und die Verdauungskraft zu unterstützen. Verkürzt bedeutet das Suppen und Eintöpfe statt Salat, Rohkost und Käsebroten. Die Kochmethoden sollten *yang*isierend sein: kochen (z. B. Eintopf), im Wok oder in der Pfanne kurz und heiß rösten oder braten, im Backofen garen (z. B. Ofengemüse).

Getreide	Buchweizen, Hirse, Quinoa, Amaranth, Reis, Maisgrieß/Polenta, Hafer
Hülsenfrüchte	In kleinen Mengen Linsen, Bohnen, Kichererbsen
Gemüse	Möhren, Kürbis, Fenchel, Kartoffel, Wurzelgemüse, Lauch, Zwiebel, Stangenbohnen, kleine Mengen bittere Blattsalate (Chicorée, Radicchio, Endivie u. a.), Zucchini, Rote Beete, Sellerie, Stangensellerie, Chinakohl (gekocht), Rettich (gekocht), Radieschen (gekocht)
Fleisch	Rind, Huhn, Lamm, Pute, Wild
Fisch	Alle Fischsorten, möglichst frisch!
Kräuter/Gewürze	Alle frischen und getrockneten Küchenkräuter, Ingwer, Fenchelsamen, Gewürznelke, Kardamom, Knoblauch, Koriander, Kümmel, Lorbeer, Muskat, Pfeffer, Rosmarin, Wacholderbeeren, Vanille, Zimt
Getränke	Heißes Wasser
Nüsse/Samen	Walnüsse, Haselnüsse, Sonnenblumenkerne, Mandeln, Hanfsamen, Maronen (Esskastanien)
Sonstiges	Kalt gepresste Öle, Eier

Das sollten Sie vermeiden

- Milchprodukte, z.B. Buttermilch, Sauermilch, Molkegetränke, Joghurt(drinks)
- Rohkost im Übermaß: Tomaten, Gurken, Südfrüchte, rohes Obst, rohes Getreide (z.B. Müsli)
- Häufige Brotmahlzeiten
- Fruchtsäfte, eisgekühlte Getränke, Weizenbier, Weißwein, Sekt, Limonade, Colagetränke, Gemüsesäfte, Früchtetee, Smoothies
- Fasten, hungern, Frühstück ausfallen lassen.

Lebensmittel, die die Lunge stärken

Hirse, Hafer (nicht bei Hitze), Reis, Blumenkohl, Kohlrabi, Möhren, Rettich, Radieschen, Birne, Weintrauben, Karpfen, Ente, Thymian, Mandeln.

Lebensmittel, die die Milz stärken

Reis, Hafer, Amaranth, Hirse, Kürbis, Möhren, Fenchel, Kartoffeln, Süßkartoffeln, Äpfel (ideal als Kompott), Huhn (Hühnerbrühe), Rindfleisch (Rinderbrühe), Sesam, Nüsse.

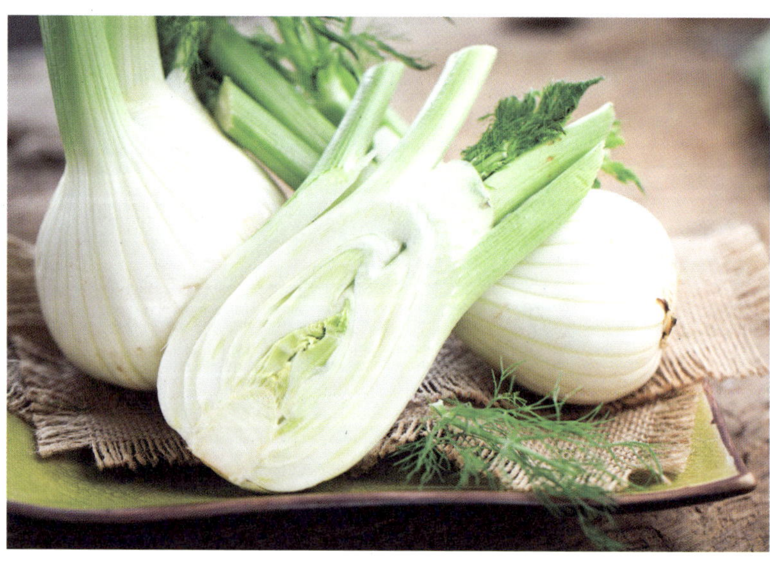

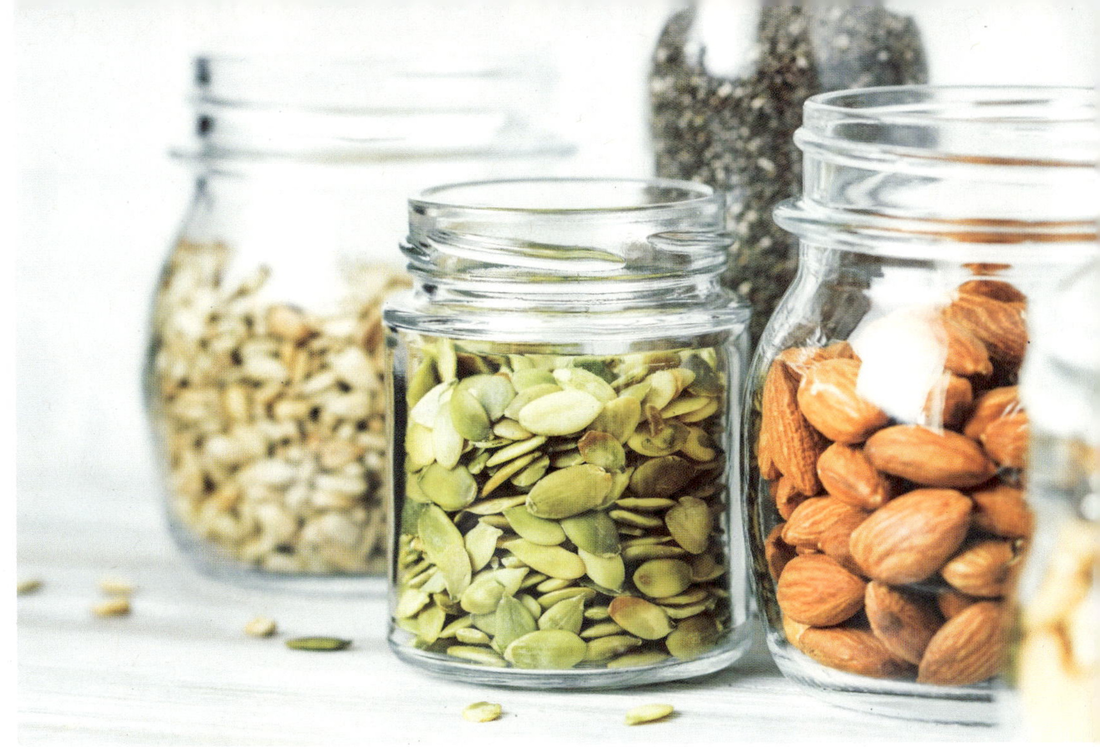

Lebensmittel, die die Niere stärken

Hülsenfrüchte, Fische, Meeresfrüchte wie Jakobsmuscheln (diese drei Gruppen sind bei Histaminunverträglichkeit eventuell problematisch, siehe Seite 61 ff.), Maronen (Esskastanien), Nüsse, Samen.

Lebensmittel, die das Nieren-Yang stärken

Buchweizen, Hafer, Hirse, Reis (angeröstet), Linsen, Adzukibohnen, Fenchel, Meerrettich, Lauch, Weintrauben, Ente, schwarzer Sesam, geröstete Walnüsse.

Lebensmittel, die das Nieren-Yin stärken

Gerste, Reis, Spargel, Möhren, Zucchini, Karpfen, Tintenfisch, schwarzer Sesam, kleine Mengen Schaf- und Ziegenmilchprodukte (aber nicht bei Schleimerkrankungen).

Was Sie sonst noch tun können, um Ihr Immunsystem zu stärken

Nahrung ist wesentlich mehr als die Aufnahme von Kalorien. Die Lebensmittel, die Sie täglich essen, wirken sich auf Ihre Gesundheit aus.

Entlasten Sie Ihr Verdauungssystem

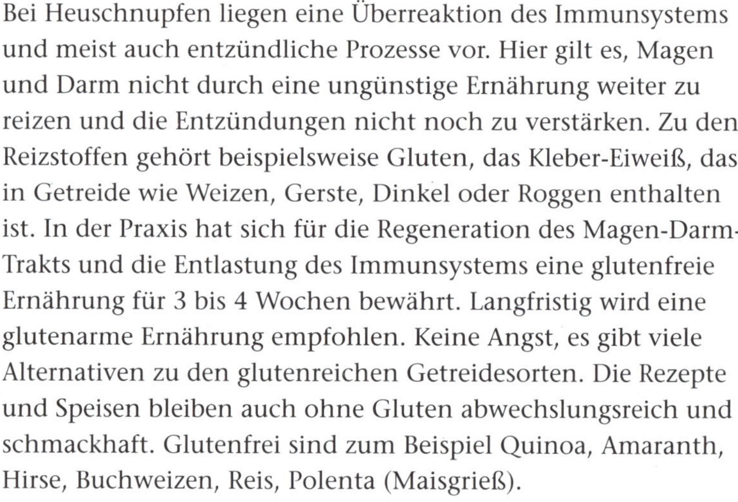

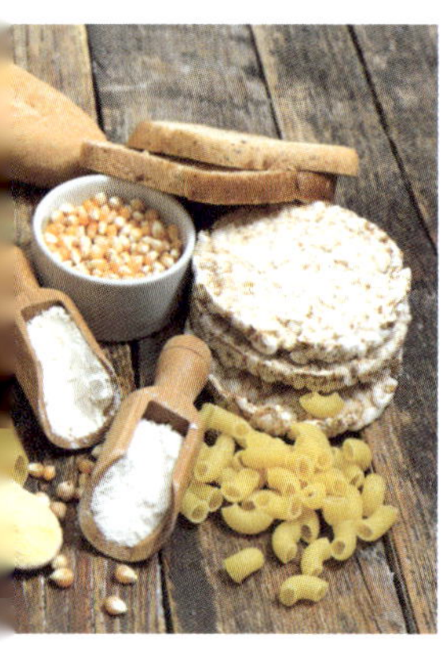

Bei Heuschnupfen liegen eine Überreaktion des Immunsystems und meist auch entzündliche Prozesse vor. Hier gilt es, Magen und Darm nicht durch eine ungünstige Ernährung weiter zu reizen und die Entzündungen nicht noch zu verstärken. Zu den Reizstoffen gehört beispielsweise Gluten, das Kleber-Eiweiß, das in Getreide wie Weizen, Gerste, Dinkel oder Roggen enthalten ist. In der Praxis hat sich für die Regeneration des Magen-Darm-Trakts und die Entlastung des Immunsystems eine glutenfreie Ernährung für 3 bis 4 Wochen bewährt. Langfristig wird eine glutenarme Ernährung empfohlen. Keine Angst, es gibt viele Alternativen zu den glutenreichen Getreidesorten. Die Rezepte und Speisen bleiben auch ohne Gluten abwechslungsreich und schmackhaft. Glutenfrei sind zum Beispiel Quinoa, Amaranth, Hirse, Buchweizen, Reis, Polenta (Maisgrieß).

Menschen mit Heuschnupfen leiden häufig an Magenschleimhautentzündung (Gastritis) und/oder anderen Verdauungsstörungen. Bei einer Schädigung der Magenschleimhaut wird weniger Magensäure produziert, was sich negativ auf den Verdauungsvorgang auswirkt. Denn die Magensäure unterstützt den Verdauungsvorgang und macht potenzielle Reizstoffe für tiefer liegende Darmabschnitte unschädlich. Heuschnupfenpatienten profitieren daher von einer intakten Magensäureproduktion und einem gut ablaufenden Verdauungsprozess.

So fördern Sie Ihre Verdauungstätigkeit:

- Nehmen Sie täglich vor dem Essen einen EL Apfelessig in einem Glas Wasser ein.
- Verzehren Sie vor dem Essen eine Umeboshi-Pflaume, indem Sie sie z. B. mit der Gabel in etwas heißem Wasser auflösen und wie Tee trinken.
- Lösen Sie ½ TL Umeboshi-Paste in lauwarmem Wasser auf, und trinken Sie sie vor dem Essen. Die Paste kann auch im Salat als Marinade oder in Suppen/Eintöpfen als Gewürz verwendet werden.
- Verwenden Sie Ingwer als Gewürz (siehe Seite 89).

UMEBOSHI- oder **SALZPFLAUMEN** sind in Salz und roten Shiso-Blättern eingelegte Ume-Früchte. Obwohl oft als Pflaumen bezeichnet, sind diese Früchte botanisch eher mit Aprikosen verwandt. Umeboshi sind in Asien sehr beliebt. Sie sind rot bis bräunlich gefärbt, schmecken sehr salzig und sauer. In Bioläden und Reformhäusern sind sie im Glas eingelegt oder auch getrocknet bzw. als Paste erhältlich. Sie eignen sich zum Würzen von Speisen oder für therapeutische Anwendungen.

Allgemein ist es günstig, das Verdauungssystem mit einfachen, warmen Speisen zu unterstützen, die Sie idealerweise selbst mit möglichst naturbelassenen Zutaten zubereiten. Mit gekochten Speisen nehmen Sie dem Verdauungssystem viel Arbeit ab und sorgen für eine optimale *Qi*-Aufbereitung.

Ernähren Sie sich histaminarm

Die Chinesische Medizin kennt den Begriff des Histamins zwar nicht, aber dennoch wollen wir hier kurz auf ihn eingehen, da Histamin eine wesentliche Rolle beim Auftreten von Heuschnupfensymptomen spielt. Histamin gehört zu einer Gruppe von

Eiweißsubstanzen, die in unserem Körper ausgeschüttet werden, um körperfremde Stoffe abzuwehren. Es ist aber auch mehr oder weniger in jedem Lebensmittel enthalten, besonders in solchen, die lange gereift oder stark verarbeitet sind. Auch in leicht verderblichen tierischen Produkten findet es sich. Darüber hinaus gibt es Lebensmittel, die die körpereigene Histaminausschüttung anregen.

Lebensmittel, die Sie in der akuten Phase meiden sollten

Lebensmittel, die Sie in der akuten Phase meiden sollten
Eingelegte/konservierte Lebensmittel, etwa geräuchertes Fleisch, Salami, Schinken, Innereien, viele Fischprodukte, insbesondere Fischkonserven
Meeresfrüchte
Gereifte Käsesorten (je höher der Reifegrad, desto höher der Histamingehalt)
Einige Gemüsesorten: Sauerkraut, Tomaten, Auberginen, Spinat, Avocados, alle eingelegten Gemüsesorten aus der Dose/dem Glas
Bohnen und Hülsenfrüchte (besonders Kichererbsen und Sojabohnen, auch Erdnüsse), Sojaprodukte (Sojamilch, Sojasahne, Tofu, Sojasoße)
Einige Obstsorten: alle Zitrusfrüchte (z. B. Orange, Mandarine, Grapefruit), Bananen, rote Pflaumen, Birnen, Kiwi, Erdbeeren
Bestimmte Biersorten wie Hefeweizen, (Rot-)Wein
Zitrushaltige Obstsäfte, Sauerkrautsaft
Schwarzer Tee, Kaffee
Schokolade, Kakao, Marzipan, Nougat, Knabbergebäck, Süßigkeiten mit Konservierungs- und/oder Farbstoffen
Walnüsse, Cashewkerne
Hefe
Weinessig (besonders Rotweinessig), Tafelessig
Scharfe Gewürze begünstigen die Histaminaufnahme im Magen-Darmsystem

Wenn Sie unter Heuschnupfen leiden und Lebensmittel verzehren, die viel Histamin enthalten oder die die Histaminausschüttung in Ihrem Körper stimulieren, verstärken sich womöglich Ihre Symptome. In der akuten Heuschnupfenphase ist es daher sinnvoll, die in der Tabelle genannten Lebensmittel zu meiden.

Und was sind die Alternativen? Hier finden Sie eine Liste von generell histaminarmen Lebensmitteln. Bei eventuell anderen vorliegenden Allergien oder Unverträglichkeiten, etwa Kreuzallergien, beachten Sie bitte, dass der Histamingehalt alleine noch nichts über die individuelle Verträglichkeit aussagt.

Histaminarme Lebensmittel

Fleisch (frisch, gekühlt)
Fisch (frisch oder tiefgekühlt)
Obst: Heidelbeeren, Äpfel, Kirschen, Johannisbeeren, Litchi, Mango, Kaki, Melone, Aprikose, Weintrauben, Rhabarber
Frisches Gemüse: Blattsalate, Kohlgemüse, Rote Beete, Kürbis, Zwiebel, Radieschen, Rettich, Paprika, Möhren, Brokkoli, Kartoffeln, Gurke, Lauch, Zucchini, Mais, Spargel, Knoblauch
Milchprodukte: Milch, Sauerrahm, Schlagsahne, Buttermilch, Sauermilch, Joghurt, Quark, Butterkäse, Käse nach holländischer Art, Hüttenkäse, Frischkäseerzeugnisse
Milchersatz: Reis-, Hafer-, Kokosmilch
Getreide: Dinkel, Mais/Polenta, Reis, Haferflocken, Hirse, hefefreies Roggenbrot
Alle nicht zitrushaltigen Obstsäfte, alle Gemüsesäfte (außer Sauerkraut)
Kräutertee, heißes Wasser, Grüner Tee

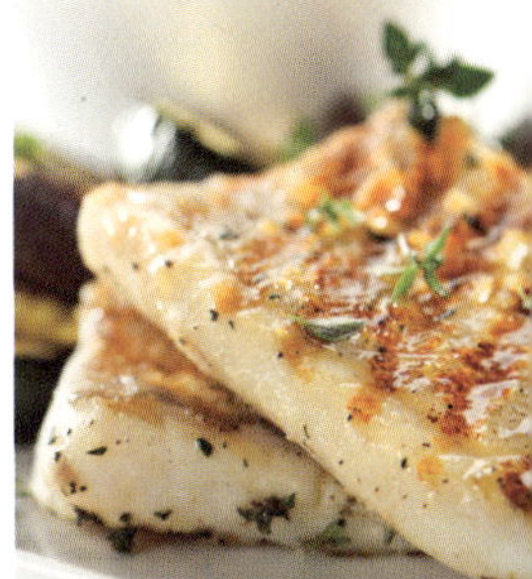

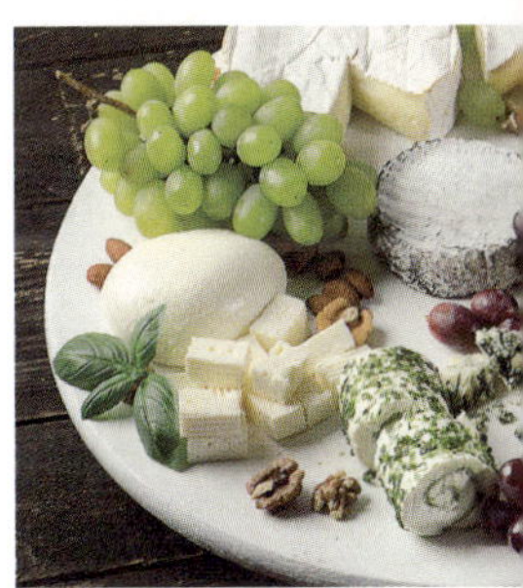

Außer der bewussten Auswahl histaminarmer Lebensmittel können Sie noch mehr tun, um die Histaminausschüttung in Ihrem Körper zu verringern. Ab Seite 89 stellen wir Ihnen einige Gewürze und Kräuter sowie Tees vor, die als natürliche »Antihistaminika« wirken.

Lassen Sie sich nicht stressen

Das Immunsystem reagiert sehr empfindlich auf Stress. Stress haben wir heutzutage fast alle, aber für Heuschnupfenpatienten, deren Immunsystem überreizt ist, ist Stress eine weitere Ursache für Beschwerden und Symptome. Die hier vorgeschlagene Ernährungsumstellung sollte keinesfalls zusätzlichen Stress mit sich bringen. Arbeiten Sie nicht mit Verboten, sondern seien Sie einfach offen für Neues. Gehen Sie in kleinen Schritten vor, indem Sie z. B. jede Woche ein neues Rezept ausprobieren. Unsere Rezepte sind einfach und schnell zuzubereiten. Nehmen Sie sich danach Zeit, Ihre selbst gekochten Mahlzeiten so richtig zu genießen. Entstressen – das gilt auch fürs Essen!

Zehn Ernährungstipps kurz gefasst

Die wichtigsten Ernährungstipps zur Stärkung Ihres Immunsystems fassen wir hier für Sie zusammen:

1. Wählen Sie Lebensmittel und Rezepte aus, die bei Ihrem Disharmoniemuster günstig für Sie sind.
2. Erhöhen Sie die Qualität Ihrer Mahlzeiten mit natürlichen, unverarbeiteten Lebensmitteln.
3. Bevorzugen Sie saisonales Gemüse und Obst aus Ihrer Region, am besten in Bioqualität.
4. Meiden Sie Zusatzstoffe und Konservierungsmittel.
5. Fördern Sie Ihre Darmgesundheit mit bekömmlich gekochter Nahrung. Essen Sie zwei Wochen lang ausschließlich gekochtes, warmes Essen bzw. Suppen aller Art.
6. Stärken Sie Ihr Immunsystem durch eine Kraftsuppe (Knochensuppe, ca. 250 ml täglich). Ein Rezept dazu finden Sie auf Seite 75.
7. Meiden Sie »Reizstoffe« wie z. B. Gluten. Ernähren Sie sich einige Wochen lang komplett glutenfrei, danach glutenarm.

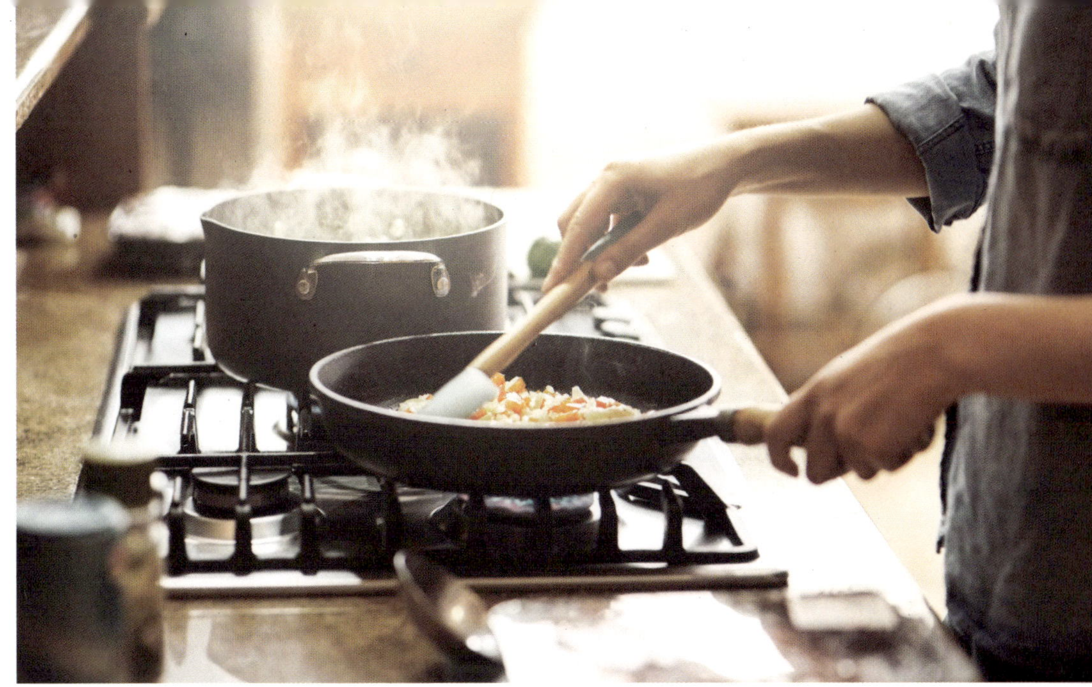

8. Achten Sie auf eine histaminarme Ernährung, bzw. testen Sie Ihre individuelle Histaminverträglichkeit mit einem Ernährungstagebuch (siehe unten).

9. Reduzieren Sie Sojaprodukte bzw. Tofu, wenn Sie den Verdacht auf eine Kreuzallergie haben. Soja, vor allem industrielle Sojaprodukte mit einer hohen Konzentration an Sojaeiweiß, löst häufig Kreuzallergien aus, die Heuschnupfenbeschwerden verstärken.

10. Nehmen Sie einen »Ölwechsel« vor:

    - Verwenden Sie Öle wie Hanföl, Leinöl, Leindotteröl oder Chiasamenöl, die mehr Omega-3-Fettsäuren enthalten. Omega-3-Fettsäuren reduzieren Entzündungen im Körper und stärken das Immunsystem.
    - Nehmen Sie Olivenöl, Nussöl, Kürbiskernöl, Sesamöl zum Verfeinern.
    - Verwenden Sie Rapsöl, Kokosfett/Kokosöl (VCO virgin coconut oil) zum Kochen und Erhitzen.
    - Butter und Ghee sind ideal zum Braten und Erhitzen; Rahm und Schlagsahne dienen der Verfeinerung.
    - Nehmen Sie Fette mit natürlichem Fettgehalt.

Viel wird noch geforscht, und nicht alles ist wissenschaftlich abgesichert. Die Rezepte in diesem Buch basieren auf praktischen Erfahrungen und jahrelanger Beratungspraxis. Aber jeder Mensch ist anders. Finden Sie heraus, was Ihnen besonders guttut und was Sie unterstützt. Nutzen Sie die Anregungen und Rezepte für Ihr persönliches Wohlfühlprogramm. Bei stärkeren Beschwerden nutzen Sie die Empfehlungen zur Ernährungstherapie bitte in Abstimmung mit einer professionellen, individuellen Beratung und in Absprache mit Ihrem Arzt.

Führen Sie ein Gesundheits- und Ernährungstagebuch. Damit kommen Sie den Ursachen Ihrer Beschwerden besser auf die Spur. Dokumentieren Sie Ihre Symptome, Erkrankungen, Zeiten mit besonders starker Stressbelastung und ggf. die Medikamenteneinnahme. So können Sie Zusammenhänge besser erkennen. In Kombination mit einem Ernährungstagebuch sehen Sie, was Ihnen guttut – darauf können Sie dann immer wieder zurückgreifen und aufbauen.

Rezepte im Einklang mit den Fünf Elementen

Auf den folgenden Seiten finden Sie für fast jeden Anlass Rezepte, die mit heimischen Produkten schnell zubereitet und von höchster Qualität sind. Die Zutaten und Gewürze wirken wohltuend, harmonisierend, stärken die Organe und unterstützen das Immunsystem.

Ein paar Hinweise vorab

Mit den Rezepten, die wir Ihnen auf den nächsten Seiten präsentieren, können Sie sich jeden Tag einfach, schnell und gut unterstützen. Die einzelnen Rezepte enthalten den Hinweis, ob sie besser für den Wind-Hitze- oder Wind-Kälte-Typ geeignet sind bzw. mit welchen Tricks Sie Anpassungen an Ihr Disharmoniemuster vornehmen können. Prinzipiell stärken alle aufgeführten Rezepte die Organsysteme Lunge, Milz und Niere. Wenn die Stärkung eines Organsystems besonders im Fokus steht, ist dies ebenfalls angegeben.

Als Alternativen zu Milch und Milchprodukten kommen in den Rezepten häufig pflanzliche Produkte zum Einsatz (z. B. Reis-, Mandel- oder Haferdrink), da Milch(-produkte) verschleimend wirken und durch den Verzicht darauf Unverträglichkeiten oder Allergien ausgeschlossen werden können. Damit die Kalziumversorgung sichergestellt ist, beinhalten die Rezepte kalziumreiche Getreide wie Quinoa oder kalziumreiche Gemüsesorten wie z. B. Stangensellerie.

Einige Rezepte enthalten Zitronensaft oder -scheiben, um die Bekömmlichkeit der Speisen zu erhöhen. Zitronen gehören zwar zu den Früchten, die die Histaminausschüttung ankurbeln können (siehe Seite 62), aber in geringen Mengen treten erfahrungsgemäß keine Probleme auf. Achten Sie auf Ihre individuelle Reaktion, und lassen Sie die Zitronen ggf. weg.

Bei Heuschnupfen spielen häufig Kreuzallergien eine Rolle, das heißt, beliebtes heimisches Obst wie Äpfel, aber auch Mango, Melonen oder Bananen können allergische Symptome auslösen. Was Kreuzallergien auslöst, ist aber sehr individuell. Um unnötige Einschränkungen zu vermeiden und Mangelernährung zu verhindern, ist ein Symptomtagebuch sehr hilfreich (siehe Seite 66). Außerdem erhöht sich die Verträglichkeit, wenn Obst (z. B. Äpfel) aus biologischem Anbau stammt, es geschält und mitgekocht oder gedünstet verwendet wird.

Rezepte für das Frühstück

Reissuppe (Congee)

Für 6–8 Portionen

1 Tasse Naturreis
10 Tassen Wasser
2 Scheiben Ingwer
4 Kardamomkapseln

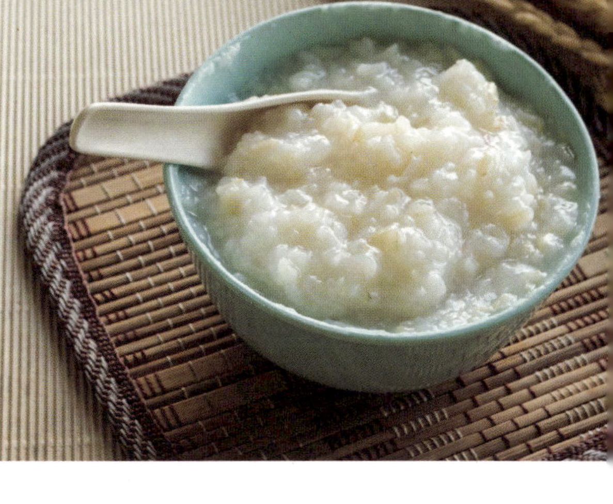

Reis mit Wasser, Ingwerscheiben und Kardamomkapseln aufkochen und dann auf kleiner Flamme 2 Stunden köcheln lassen. ● Da die Herdplatten unterschiedlich Hitze abgeben, bitte beim ersten Mal hin und wieder nachsehen, damit der Reis nicht anbrennt. ● Bei Bedarf weitere Flüssigkeit zugeben. ● Die fertige Reissuppe kann dann je nach Bedarf verfeinert werden.

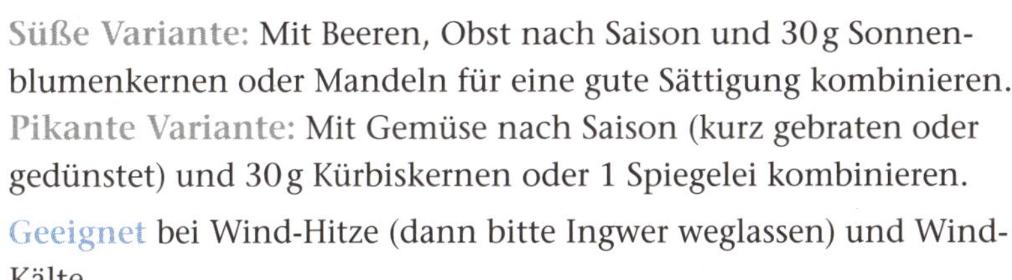

Süße Variante: Mit Beeren, Obst nach Saison und 30 g Sonnenblumenkernen oder Mandeln für eine gute Sättigung kombinieren.
Pikante Variante: Mit Gemüse nach Saison (kurz gebraten oder gedünstet) und 30 g Kürbiskernen oder 1 Spiegelei kombinieren.

Geeignet bei Wind-Hitze (dann bitte Ingwer weglassen) und Wind-Kälte.

Das Congee kann im Kühlschrank 4 bis 5 Tage aufbewahrt werden. Einfach nach Bedarf 1 bis 2 Schöpflöffel davon nehmen und süß oder pikant zubereiten. Mit 1 EL Leinöl pro Portion servieren.

In der Chinesischen Medizin gelten **BEEREN dunkler Färbung** (z. B. Blaubeeren oder Holunderbeeren) als ein Mittel, um Entzündungen zu hemmen. Der typische süß-saure Geschmack von Beeren nährt die kühlenden *Yin*-Substanzen und hilft dabei, allergische Reaktionen zu mindern. Außerdem weisen sie einen besonders hohen Anteil sekundärer Pflanzenstoffe auf. So wirkt etwa der sekundäre Pflanzenstoff Resveratrol antioxidativ und entzündungshemmend. Dadurch werden die allergischen Symptome von Heuschnupfen abgeschwächt.

Gersten-Congee mit Mandeln und Obst

Für 6 bis 8 Portionen

1 Tasse Gerste (Nacktgerste, Gerstengraupen)
2 Scheiben frischer Ingwer
4 Kardamomkapseln
100 g Mandeln oder Walnüsse
Pro Portion etwa eine Handvoll saisonales Obst (Beeren, Birnen, Weintrauben)
10 Tassen Wasser
Minze oder Melisse zum Garnieren
1 Zitronenscheibe
½ TL Kakaopulver

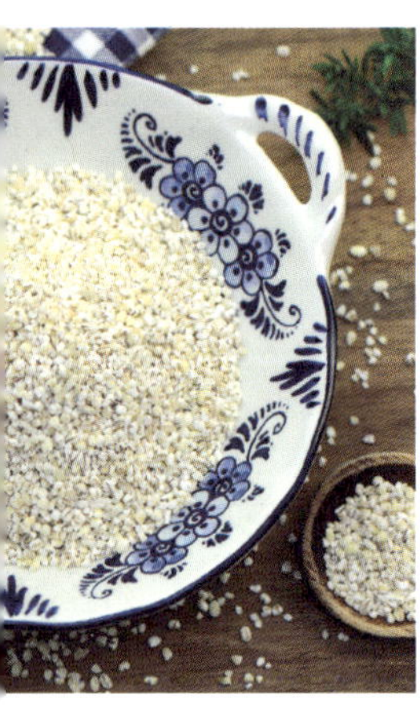

In einem hohen Topf die Gerste mit Mandeln oder Walnüssen, Ingwer, Kardamomkapseln, Wasser, Zitronenscheibe und Kakaopulver aufkochen und dann zugedeckt 2 bis 4 Stunden auf kleiner Flamme köcheln lassen. ● Je länger die Kochzeit, desto leichter verdaulich ist das Congee. Bei Bedarf noch etwas Wasser zufügen, bis ein dickflüssiger Brei entsteht. ● Das Congee in einer Schüssel mit klein geschnittenem Obst anrichten. ● Bei Bedarf mit etwas Honig süßen. Mit Minze oder Melisse garniert servieren.

Besonders geeignet bei Wind-Hitze, stärkt neben dem Milz-*Qi* auch Lunge und Niere.

Auch dieses Congee kann für mehrere Tage vorgekocht werden und lässt sich dann vielfältig kombinieren, z. B. süß mit Kompott, Obst und Nüssen/Samen oder pikant mit Gemüse der Saison, Hülsenfrüchten, Pilzen, Tofu, frischen Kräutern. Congee dazu heiß in Schraubgläser füllen und im Kühlschrank lagern (bis zu eine Woche haltbar).

Mandelhirse mit Kompott aus Trockenfrüchten

Für 2 Portionen

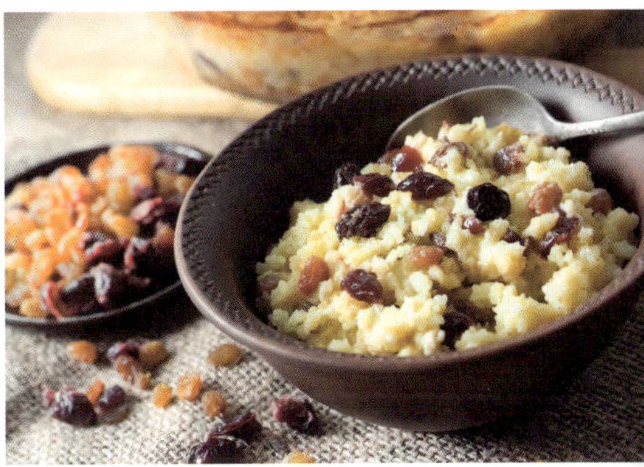

1 Handvoll Trockenfrüchte (z. B. Aprikosen, Dörrpflaumen, Datteln, Rosinen)
70 g Hirse
40 g Mandeln
2 EL Honig
250 ml Wasser
1 Prise Salz
Wasser zum Einweichen der Trockenfrüchte
1 TL Ingwer, gerieben
4 Gewürznelken
Saft einer halben Zitrone
½ TL Orangenschale

Trockenfrüchte mit etwas Wasser über Nacht einweichen. 250 ml Wasser erhitzen und Hirse mit Ingwer und einer Prise Salz aufkochen. ● Zugedeckt bei kleiner Hitze für 15 bis 20 Minuten weich kochen. In einem weiteren Topf die eingeweichten Trockenfrüchte mit dem Einweichwasser, der Orangenschale und den Gewürznelken aufkochen. ● Für 5 bis 10 Minuten zu einem Kompott einkochen. ● Mandeln grob hacken. Die gekochte Hirse dann mit den gehackten Mandeln und dem Honig vermischen. ● Hirse auf zwei Schüsseln aufteilen und das Kompott dazu servieren.

Besonders geeignet bei Wind-Kälte.

Schneiden Sie Zitronen in dicke Scheiben, und streuen Sie anschließend etwas Salz auf das aufgeschnittene Fruchtfleisch, um die Aussonderung der Duftstoffe zu verstärken. Nun dekorieren Sie abends Ihr Schlafzimmer mit mehreren dieser Zitronenscheiben. Der Zitronenduft wird Ihnen helfen, die Atemwege frei zu machen, und Sie können besser schlafen.

Polenta mit Weintraubenkompott

Für 2 Portionen

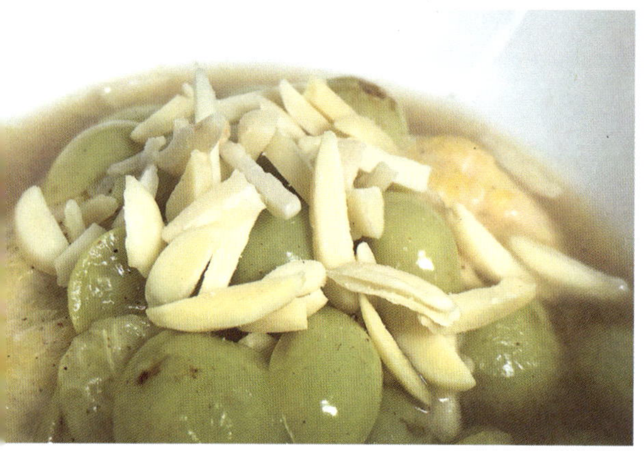

400 ml Reisdrink
6 EL Polenta
1 EL Mandelmus
200 g Weintrauben
1 Zimtstange
½ TL Kardamompulver
1 Tasse Wasser
Saft einer halben Zitrone
1 TL Kakaopulver

Reisdrink in einem Topf erhitzen. Polenta und Mandelmus einrühren und bei mittlerer Hitze 10 bis 15 Minuten zu einem Brei kochen. ● In der Zwischenzeit die Weintrauben waschen und halbieren. In einem weiteren Topf ½ Tasse Wasser erhitzen. Die Weintrauben mit Zimtstange, Kardamom, Zitronensaft und Kakaopulver zu einem Kompott einkochen. ● 2 Tassen oder Schälchen mit kaltem Wasser ausspülen. ● Die Polenta einfüllen und kurz kühlen lassen und dann auf einen Teller stürzen und mit den Weintrauben servieren.

Geeignet bei Wind-Hitze (dann die Zimtstange weglassen) und Wind-Kälte, unterstützt das Lungen- und Milz-*Qi*.

Quinoamüsli

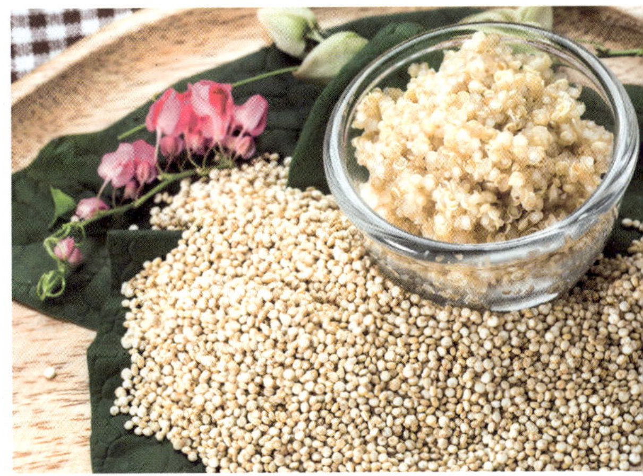

Für 2 Portionen

½ Tasse Quinoa
2 EL Mandeln, ganz
1 EL Rosinen
1 Birne
1 Prise Zimtpulver
2 TL Ahornsirup
2–3 EL Schlagsahne
1 Kardamomkapsel
1 Prise Salz
Saft einer halben Zitrone
1 TL Zitronenschale, fein gerieben

Quinoa in einem Sieb waschen und mit der doppelten Menge Wasser zum Kochen bringen. Quinoa für einige Minuten kochen. ● Die Mandeln fein hacken und mit den Rosinen zur Quinoa geben. Weitere 10 Minuten auf kleiner Flamme quellen lassen. ● Birne waschen, schälen, Kerngehäuse entfernen und in kleine Würfel schneiden. ● In einem kleinen Topf 7 EL Wasser erhitzen und die Birnenwürfel mit der Kardamomkapsel, einer Prise Salz, Zitronensaft und Zitronenschale weich dünsten. ● Die Birnen dann mit der Quinoa vermischen. ● Mit einem Milchschäumer Schlagsahne in einem kleinen Becher aufschlagen und ebenfalls zur Quinoa geben. ● In Schüsseln anrichten. Mit Zimt bestreuen und nach Bedarf mit Ahornsirup abschmecken.

Geeignet bei Wind-Hitze und Wind-Kälte.

BIRNEN sind in unseren Breiten ein beliebtes Obst. Die Volksheilkunde empfiehlt Birnen vor allem gekocht oder gedünstet. Auch in der Chinesischen Medizin werden Birnen (vor allem in Form von Mus oder Kompott) empfohlen. Sie wirken schleimlösend, fördern die Verdauung und stärken das Lungen-*Qi*. Birnen werden in der Chinesischen Medizin als kühlend eingestuft. Durch die Zugabe von wärmendem Zimt oder Nelken wird diese Wirkung ausgeglichen.

Rezepte für den Mittag oder Abend

Reissuppe mit Zucchini

Für 2 Portionen

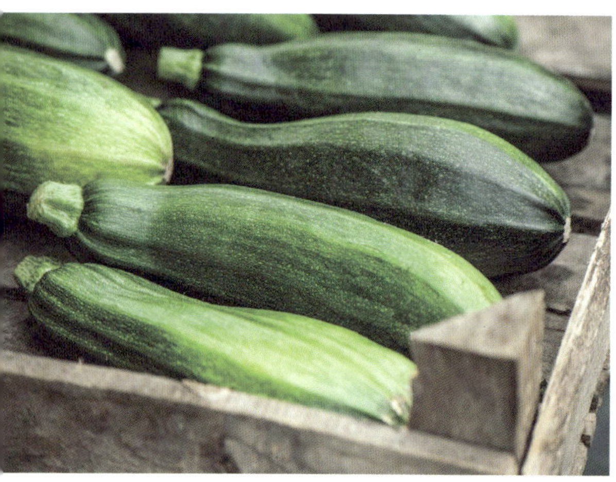

700 ml Gemüsebrühe
100 g Langkornreis
ein paar Zweige frischer (Zitronen-) Thymian
250 g Zucchini
Saft einer halben Zitrone
Schale einer Zitrone (unbehandelt)
Pfeffer aus der Mühle
1 Prise Salz
2 Umeboshi-Pflaumen

In einem mittelgroßen Topf die Brühe mit Reis und Thymianzweigen – 2 Zweige zum Garnieren auf die Seite legen – erhitzen. ● Den Reis etwa 15 Minuten weich kochen. ● Zucchini waschen und in Würfel schneiden. Zitrone waschen, die Schale fein abreiben und den Saft einer halben Zitrone auspressen. ● Die Zucchiniwürfel in die Reissuppe geben und 3 bis 5 Minuten weich kochen. Mit Salz, Zitronensaft und Zitronenschale abschmecken und die Suppe mit Thymian garniert servieren. ● Zu der Suppe je eine Umeboshi-Pflaume reichen.

Die Suppe kann auch mit anderen Gemüsesorten zubereitet werden, z. B. mit Maiskörnern, klein geschnittenem Rettich, Kürbiswürfeln, Blumenkohl oder Brokkoli. Auch bei den Kräutern sind der Fantasie keine Grenzen gesetzt: frische Petersilie, Dill, Basilikum, Schnittlauch oder Koriander geben Aroma und Geschmack.

Geeignet bei Wind-Hitze und Wind-Kälte, stärkt Milz- und Lungen-*Qi*.

Hühnerkraftsuppe

Für 2 Portionen

1 Hühnerbrust mit Knochen
1 Hühnerkeule
1 Bund Petersilie
2 Zitronenscheiben
2 Möhren
2 Pastinaken oder Petersilienwurzeln
½ Sellerieknolle
2 Scheiben Ingwer
4 Kardamomkapseln
1 Sternanis
1 Prise Salz
1 TL Wacholderbeeren

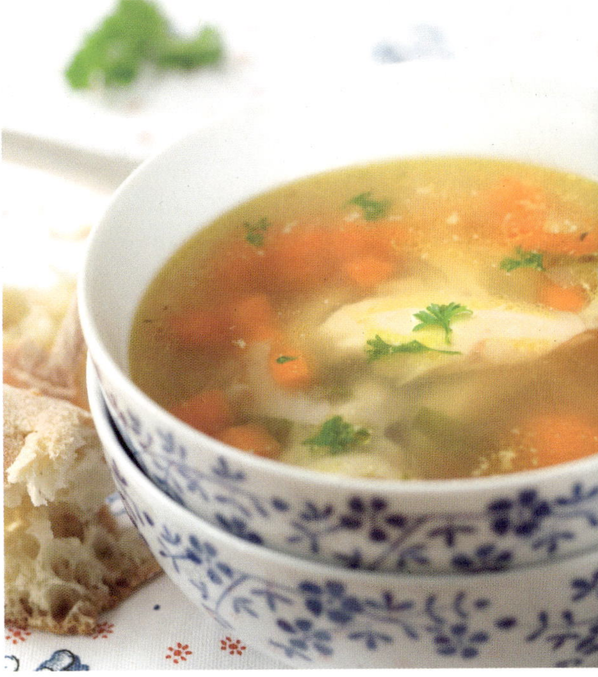

Einen großen Topf mit Wasser erhitzen und die Hühnerteile 2 bis 3 Minuten aufkochen. ● Hühnerteile dann in einem Sieb abseihen, Topf vom Schaum reinigen und die Hühnerteile mit frischem Wasser (ca. 3 Liter) neu aufsetzen. ● Gemüse putzen, grob würfeln und zur Suppe geben. Ingwerscheiben, Kardamomkapseln, Sternanis, Petersilie, Zitronenscheiben und Wacholderbeeren zugeben. ● Eventuell entstehenden Schaum abschöpfen. ● Die Suppe auf kleiner Flamme etwa 1 Stunde köcheln lassen. ● Hühnerteile dann herausnehmen, das Fleisch in einer Schüssel beiseitestellen und die Knochen zurück in die Suppe geben. Weitere 1,5 bis 2 Stunden köcheln lassen. ● Dann die Suppe abseihen und alle ausgekochten Zutaten wegwerfen. ● Die klare Suppe heiß in Schraubgläser abfüllen, verschließen, kurz »auf den Kopf« stellen und nach dem Auskühlen im Kühlschrank aufbewahren.

Diese Suppenessenz ist die Basis für frische Suppenmahlzeiten. Dazu Hühnerbrühe erwärmen und frisches Gemüse der Saison (z. B. Stangensellerie, Möhren, Chinakohl, Erbsenschoten,

Zucchini) kurz darin erhitzen. Gekochtes Hühnerfleisch und gekochten Reis beigeben, und schon ist eine sättigende Suppenmahlzeit fertig. Die Suppe kann auch getrunken werden.

Geeignet bei Wind-Hitze (dann ohne Ingwer und Sternanis) und Wind-Kälte.

KRAFTSUPPEN sind durch ihre lange Kochzeit besonders stärkend. Sämtliche Zutaten werden nach dem Kochvorgang entsorgt, da sie ihre Kraft an die Suppe abgegeben haben. Kraftsuppen enthalten viele Mineralstoffe, sind leicht verdaulich und gut bekömmlich. Durch die Zugabe von frischem Gemüse, Kräutern, Getreide und Fleisch werden sie rasch zu einer vollwertigen Mahlzeit.

Buchweizen-Gemüse-Suppe

Für 2 Portionen

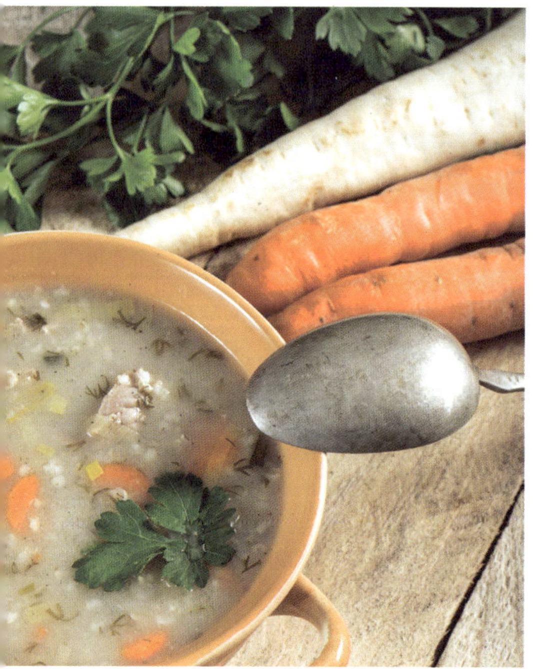

2 Möhren
1 kleine Sellerieknolle
1 Bund Frühlingszwiebeln
Schwarzer Pfeffer aus der Mühle
600 ml Wasser
1 Prise Salz
100 g Buchweizen
1 TL Paprikapulver, edelsüß
½ Bund Petersilie

In einem Suppentopf Wasser erhitzen. Buchweizen in einem Sieb mit heißem Wasser abspülen und ins Wasser geben. ● Die Möhren putzen und in Scheiben schneiden, den Sellerie schälen und in kleine Würfel schneiden. ● Die Frühlingszwiebeln waschen, in feine Ringe schneiden und mit dem Gemüse in den Topf geben. Mit Pfeffer und Salz abschmecken. ● Die Suppe zugedeckt bei schwacher Hitze 25 bis 30 Minuten kochen. ● Die Petersilie waschen, fein hacken und mit dem Paprikapulver zur Suppe geben. ● Die Suppe nochmals gut durchrühren und heiß servieren.

Besonders geeignet bei Wind-Hitze.

BUCHWEIZEN ist eigentlich kein Getreide, sondern ein Knöterichgewächs. Er ist sehr gut verdaulich und glutenfrei. Außerdem enthält er viel Kieselsäure und ist damit gut für gesundes Haar, Haut und Nägel. Buchweizen wirkt kühlend, reduziert Hitze und stärkt mit seinem süßen, leicht bitteren Geschmack das Milz-*Qi* und beseitigt Schleim und Feuchtigkeit.

Gemüsepfanne mit Rindfleisch

Für 2 Portionen

250 g Roastbeef oder Rindslungenbraten
2 Möhren
100 g Zucchini
2 Stangen Staudensellerie
2 EL Erdnussöl
2 EL Sesamsamen
1 Knoblauchzehe
1 kleines Stück Ingwer
1 Chilischote
Schwarzer Pfeffer aus der Mühle
50 ml Sojasauce
Salz
½ Bund Petersilie
1 TL Paprikapulver, edelsüß

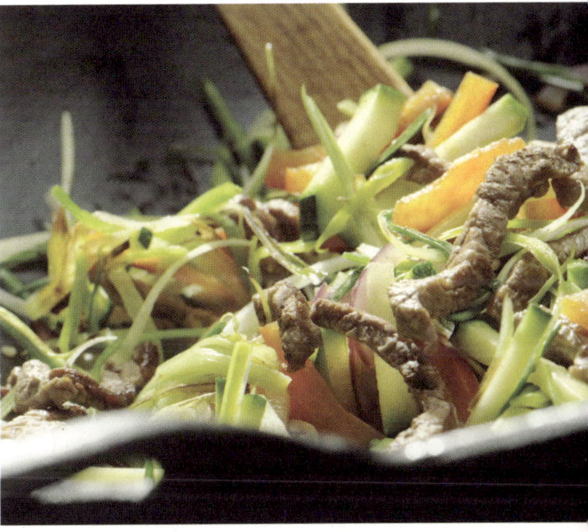

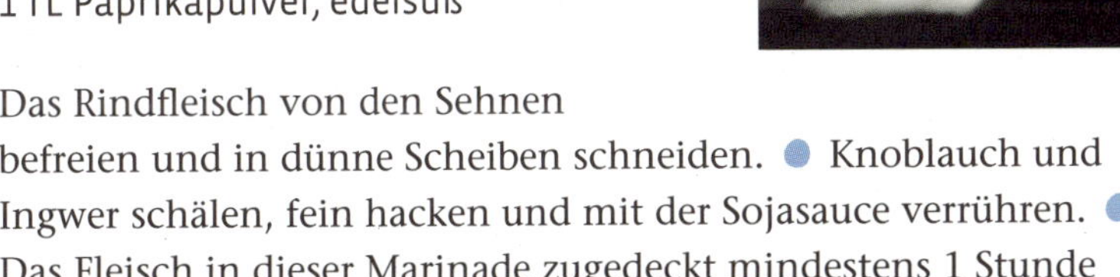

Das Rindfleisch von den Sehnen befreien und in dünne Scheiben schneiden. ● Knoblauch und Ingwer schälen, fein hacken und mit der Sojasauce verrühren. ● Das Fleisch in dieser Marinade zugedeckt mindestens 1 Stunde ziehen lassen. ● Das Gemüse waschen, putzen und in Scheiben bzw. feine Streifen schneiden. Die Chilischote fein hacken. ● Eine Pfanne oder einen Wok erhitzen und das Erdnussöl darin erwärmen. ● Das Rindfleisch darin unter Rühren kräftig anbraten, Gemüse und Chilischoten zugeben und einige Minuten weiterbraten. ● Mit Salz, Pfeffer und Paprikapulver abschmecken. ● Die Petersilie fein hacken. ● Die Gemüsepfanne mit Sesam und Petersilie bestreut servieren. ● Als Beilage 2 bis 3 EL gekochten Reis oder Quinoa reichen.

Besonders geeignet bei Wind-Kälte.

Pfannengerichte mit Gemüse und Fleisch sind eine willkommene, schnelle Mahlzeit. Wenn es besonders flott gehen muss, kann die Marinierzeit auch entfallen. Dazu einfach Fleisch fein in Streifen schneiden und anbraten. Das Gemüse nach Wahl fein geschnitten dazugeben, nach Lust und Laune würzen und kurz braten. Das Gericht ist dann in 15 bis 20 Minuten fertig, schmeckt gut und ergibt in Kombination mit Getreide eine wunderbare Hauptspeise.

Radieschengemüse mit Fleischbällchen

Für 2 Portionen

250 g Rinderhack
1 Ei
100 g Champignons
2 EL Olivenöl zum Braten
Schwarzer Pfeffer aus der Mühle
1 EL Garam Masala oder Curry-Gewürzmischung
1 Bund Radieschen
1 Prise Salz
Saft einer Zitrone
½ Bund Basilikum

Das Hackfleisch mit Ei, Gewürzmischung und Salz gut vermengen. ● Mit feuchten Händen kleine Bällchen formen und diese in einer beschichteten Pfanne in etwas Olivenöl knusprig braun braten. ● Die Bällchen auf einem Teller mit Küchenpapier abtropfen lassen. ● In der Zwischenzeit das Gemüse zubereiten: Radieschenblätter entfernen, aber einige, die schön saftig grün sind, aufbewahren. ● Die Radieschen waschen, Wurzeln und Stielansatz abschneiden und in Viertel oder Achtel schneiden. ● Radieschenstücke mit etwas Öl in der Pfanne dünsten. ● Champignons putzen, in Scheiben schneiden und zu den Radieschen geben. Mit Pfeffer und Salz abschmecken und 10 Minuten zugedeckt dünsten. ● Die Radieschenblätter und das Basilikum fein schneiden. ● Das fertige Radieschengemüse mit Zitronensaft und fein geschnittenen Kräutern vermengen und mit den Fleischbällchen servieren. ● Als Beilage gekochtes Getreide (Reis, Hirse, Quinoa, Buchweizen) reichen.

Besonders geeignet bei Wind-Kälte, stärkt das Milz-*Qi* und Nieren-*Yang*.

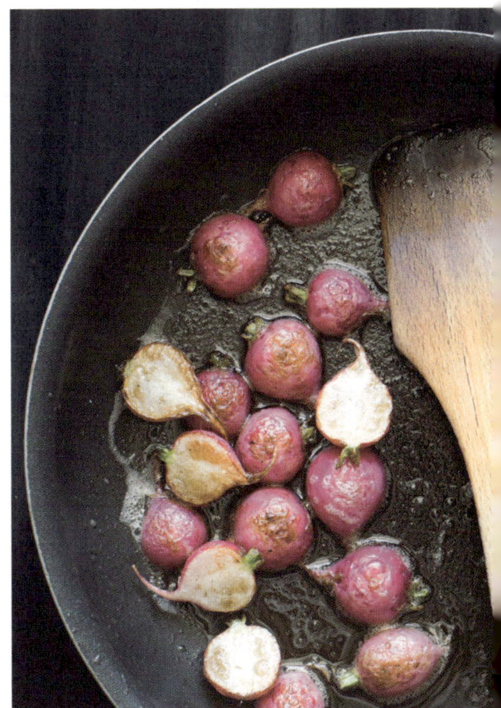

Hirse-Gemüse-Suppe

Für 2 Portionen

2 Möhren
1 EL Rapsöl
60 g Hirse
2 Pastinaken
½ TL Paprikapulver
1 Zwiebel
1 Prise Muskatnuss, gerieben
Pfeffer aus der Mühle
600 ml Wasser oder Gemüsebrühe
1 Prise Salz
½ Bund Petersilie

Möhren und Pastinaken waschen, schälen und grob raspeln. ● Zwiebel schälen und fein hacken. ● Rapsöl in einem Topf erhitzen und das Gemüse mit der Zwiebel andünsten. ● Dann die Hirse zugeben, kurz mitrösten und mit Muskat, Pfeffer und Salz abschmecken. ● Mit Wasser oder Gemüsebrühe aufgießen und aufkochen lassen. Die Suppe zugedeckt 15 bis 20 Minuten kochen lassen. ● Petersilie waschen, fein hacken und mit dem Paprikapulver zur Suppe geben. ● Bei Bedarf mit Pfeffer und Salz nochmals abschmecken.

Besonders geeignet bei Wind-Kälte, stärkt das Milz-*Qi*.

Bis Mitte des 18. Jahrhunderts galten **PASTINAKEN** als wichtiges Grundnahrungsmittel. Kartoffeln und Möhren verdrängten sie von ihrer Spitzenposition. Den Bauern war die siebenmonatige Wartezeit von der Saat bis zur Ernte einfach zu lang. Vor allem der Biolandbau und gesundheitsbewusste Menschen entdecken das Wurzelgemüse wieder. Und das hat seinen Grund: Pastinaken liefern vor allem Folsäure, viel Kalium, Phosphor, Eisen, Magnesium und Zink. Durch den hohen Anteil an ätherischen Ölen ist der Geschmack süßlich-nussig bis würzig-scharf.

Hühnerbrust mit Kohlrabi in Minzsauce

Für 2 Portionen

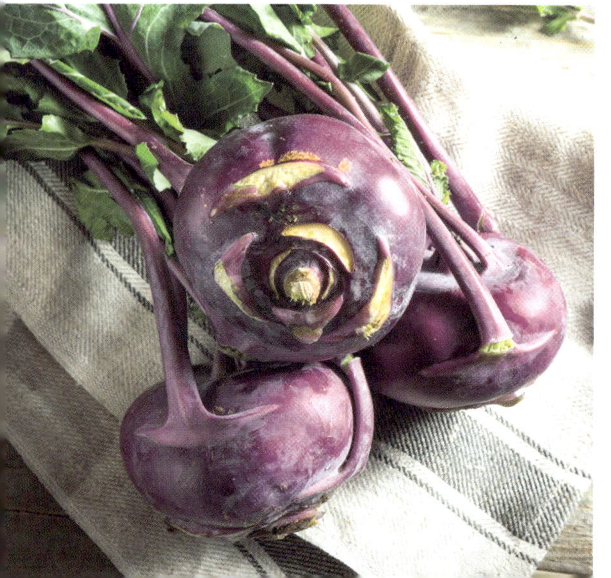

2 kleine Kohlrabi
2 EL Sonnenblumenöl
2 EL Sonnenblumenkerne
2 EL Rapsöl
1 EL Buchweizenmehl
50 ml heißes Wasser oder Gemüsebrühe
Pfeffer aus der Mühle
½ Bund Pfefferminze
1 Prise Salz
Saft einer halben Zitrone
250 g Hähnchenbrustfilet

Kohlrabi schälen, vierteln und in dünne Scheiben schneiden. ● Sonnenblumenöl erhitzen und Kohlrabi darin anbraten. ● Mit Buchweizenmehl bestäuben und mit heißem Wasser oder Gemüsebrühe aufgießen. ● Sonnenblumenkerne dazugeben und mit Pfeffer, Salz und Zitronensaft abschmecken. Zugedeckt den Kohlrabi 5 bis 10 Minuten weich dünsten. ● In der Zwischenzeit die Hühnerschnitzel waschen, trocken tupfen und mit Pfeffer und Salz würzen. ● Rapsöl in einer Pfanne erhitzen und die Hähnchenbrustfilets darin braten. ● Minze waschen, fein hacken und zum Kohlrabi geben. ● Kohlrabigemüse mit Huhn anrichten. ● Mit gekochten Kartoffeln, Reis oder Hirse servieren.

Geeignet bei Wind-Hitze und Wind-Kälte, stärkt das Milz- und Lungen-*Qi*.

Kürbisgulasch mit Huhn und Quinoa

Für 2–3 Portionen

1 Tasse Quinoa
2 Tassen Wasser oder Gemüsebrühe
400 g Kürbis (Hokkaido oder Butternuss)
1 Zwiebel
2 EL Rapsöl
Pfeffer aus der Mühle
1 Prise Salz
1 Prise Paprikapulver
200 g Hühnerfilet
½ Bund Petersilie oder Koriander

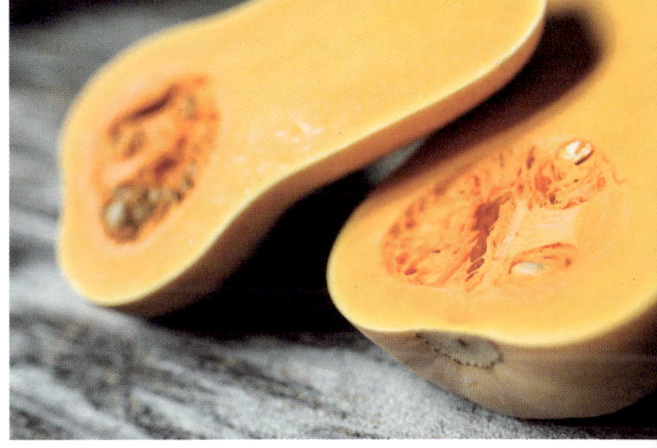

Quinoa mit heißem Wasser waschen und mit der doppelten Menge Wasser in einem Topf aufkochen. ● Nach dem Aufkochen zugedeckt auf kleiner Flamme 15 bis 20 Minuten ausquellen lassen. ● Kürbis schälen und in mittelgroße Würfel schneiden. Zwiebel fein hacken. ● In einer Pfanne das Rapsöl erhitzen und die Zwiebel darin anschwitzen. ● Kürbiswürfel zugeben und mit Pfeffer, Salz und Paprikapulver abschmecken. ● Hühnerfilet in Streifen oder Würfel schneiden und zum Kürbis geben. ● Bei Bedarf etwas

Wasser zugeben und zugedeckt 12 bis 15 Minuten dünsten. ● Petersilie oder Koriander fein hacken und Quinoa damit vermischen. ● Kürbisgulasch mit Quinoa anrichten.

Geeignet bei Wind-Hitze und Wind-Kälte, stärkt das Milz-*Qi* und die Niere.

Chinakohl-Reis-Rouladen

Für 4 Portionen

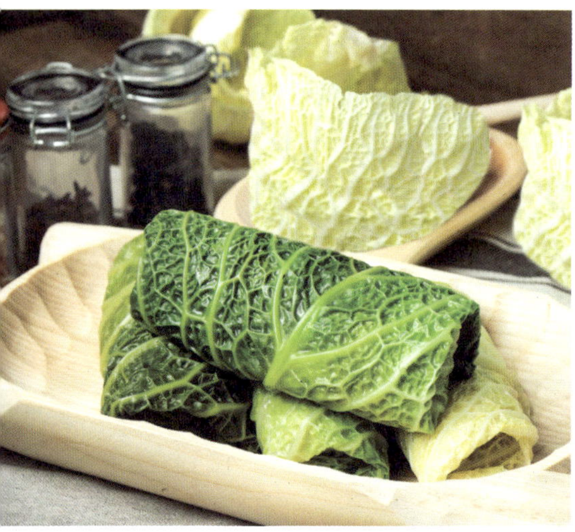

200 g gekochter Basmatireis
1 kleine Zwiebel
2 Möhren
200 g Champignons
1 EL Rapsöl
Pfeffer aus der Mühle
½ TL Korianderpulver
1 Prise Salz
200 g Zucchini
½ Chilischote, fein gehackt
8 Chinakohlblätter
1 Knoblauchzehe
6 EL Sojasoße
1 TL Umeboshi-Mus

Zwiebel schälen und fein hacken. Möhren waschen, putzen und in sehr dünne Streifen schneiden. Champignons putzen und in dünne Scheiben schneiden. Zucchini fein raspeln. ● Rapsöl in einer Pfanne erhitzen. Zwiebel anbraten und dann die Möhren und Champignons zugeben. ● Mit Pfeffer, Koriander und Salz abschmecken. ● Zum Schluss die Zucchini und die gehackte Chilischote zugeben. ● Alles gut durchmischen und kurz dünsten. ● Den gekochten Naturreis zugeben und alles nochmals abschmecken. ● Chinakohlblätter waschen und in kochendem Wasser kurz blanchieren. ● Die Blätter nacheinander mit etwas Gemüse-Reis-Mischung füllen und zu kleinen Rouladen einrollen. ● Die Rouladen entweder im Gemüseeinsatz, Bambuskorb oder

Dampfgarer etwa 5 Minuten dämpfen. ● Knoblauchzehe schälen und fein hacken oder pressen. ● Mit Sojasoße und Umeboshi-Mus zu einer Soße verrühren und zu den Rouladen reichen.

Geeignet bei Wind-Hitze (dann Chili weglassen) und Wind-Kälte.

Huhn mit Chinakohl-Maronen-Gemüse

Für 2 Portionen

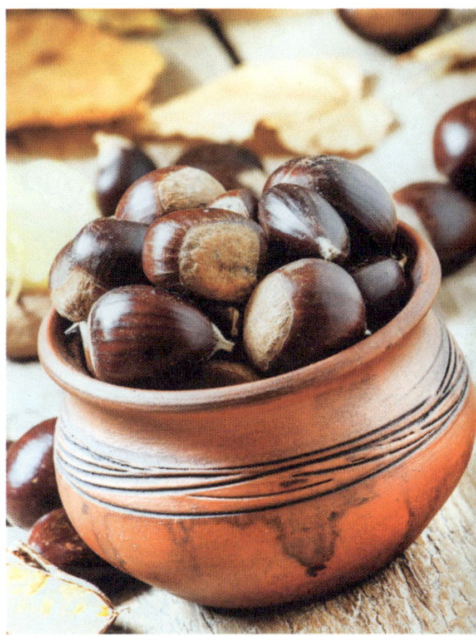

250 g Hühnerfilet
1 Karotte
2 Frühlingszwiebeln
4 Blätter Chinakohl (ca. 300 g) oder Pak Choi
2 EL Rapsöl
1 Prise Kurkumapulver
2 Scheiben Ingwer
10 geschälte Maronen (Esskastanien), vorgegart
Pfeffer aus der Mühle
1 Prise Salz
3 EL Sojasoße
1 Tasse Gemüsebrühe

Hühnerfleisch in kleine Würfel oder Streifen schneiden. ● Karotte putzen und in Scheiben schneiden. Frühlingszwiebeln putzen und ebenfalls in Scheiben schneiden. Chinakohl waschen und in etwa 2 cm breite Streifen schneiden. ● Eine große Pfanne oder einen Wok mit dem Öl erhitzen. ● Hühnerfleisch darin scharf anbraten und mit Kurkuma würzen. ● Dann Möhren, Frühlingszwiebeln und Ingwer beigeben und alles unter Rühren anbraten. ●
Nach etwa 5 Minuten die Maronen und den Chinakohl zugeben, kurz anbraten, mit Pfeffer, Salz und Sojasoße abschmecken. ●
Mit Gemüsebrühe aufgießen, aufkochen und noch gut 5 Minuten schmoren lassen. ● Bei Bedarf nochmals mit Pfeffer und Salz abschmecken, heiß servieren.

Geeignet bei Wind-Hitze (dann ohne Ingwer) und Wind-Kälte, stärkt das Milz-*Qi* und Nieren-*Yang*.

MARONEN oder Esskastanien sind ein wichtiges Stärkungsmittel. Sie enthalten vor allem B-Vitamine, Kalzium, Eisen, Magnesium und Zink. Nach der TCM wirken sie wärmend und stärken vor allem Nieren, Milz und Magen. Außerdem beleben sie das Blut und kräftigen Sehnen und Knochen. Am einfachsten kaufen Sie bereits gegarte Maronen im Supermarkt.

Maisrisotto

Für 2 Portionen

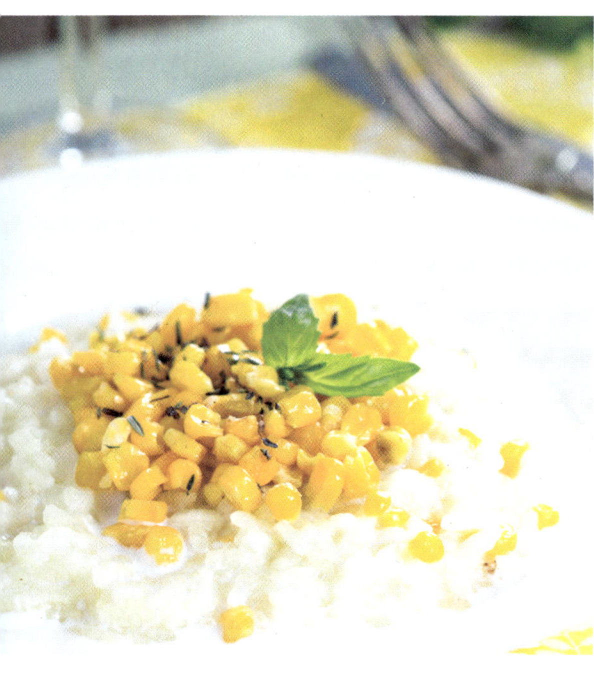

1 Zwiebel
2 EL Olivenöl
130 g Risottoreis
750 ml Gemüsebrühe
300 g Maiskörner
Pfeffer aus der Mühle
1 Prise Salz
1 Bund Basilikum

Zwiebel schälen und fein hacken. Öl in einem Topf erhitzen und Zwiebel darin glasig dünsten. ● Reis dazugeben und ebenfalls glasig dünsten. ● Eine Tasse Brühe dazugießen und unter Umrühren einkochen lassen. ● Restliche Brühe nach und nach dazugeben und bei kleiner Hitze unter häufigem Rühren etwa 20 Minuten kochen. ● Dann die Maiskörner zugeben, mit Pfeffer und Salz abschmecken und nochmals 5 bis10 Minuten dünsten. ● Basilikum in Streifen schneiden und zwei Drittel davon unter den Reis rühren. ● Maisrisotto anrichten und mit Basilikum bestreut servieren.

Geeignet bei Wind-Hitze und Wind-Kälte, stärkt das Milz-*Qi*.

Quinoa-Pilz-Pfanne

Für 2 Portionen

1 Zwiebel
2 EL Olivenöl
400 g Austernpilze (ersatzweise Champignons)
2 Tomaten
1 Prise Salz
Pfeffer aus der Mühle
Saft einer halben Zitrone
1 Bund Petersilie
200 g Quinoa, gekocht

Zwiebel schälen und fein hacken. In einer Pfanne Olivenöl erhitzen und die Zwiebel kurz andünsten. ● Pilze putzen, mit den Händen in Streifen zerteilen, harte Stiele entfernen und kurz mitdünsten. ● Tomaten waschen, in Würfel schneiden und zu den Pilzen geben. ● Mit Salz, Pfeffer und Zitronensaft abschmecken. ● Zuletzt die vorgekochte Quinoa unterrühren. ● Petersilie waschen, fein hacken und damit bestreuen.

Geeignet bei Wind-Hitze und Wind-Kälte, stärkt das Milz-*Qi* und die Niere.

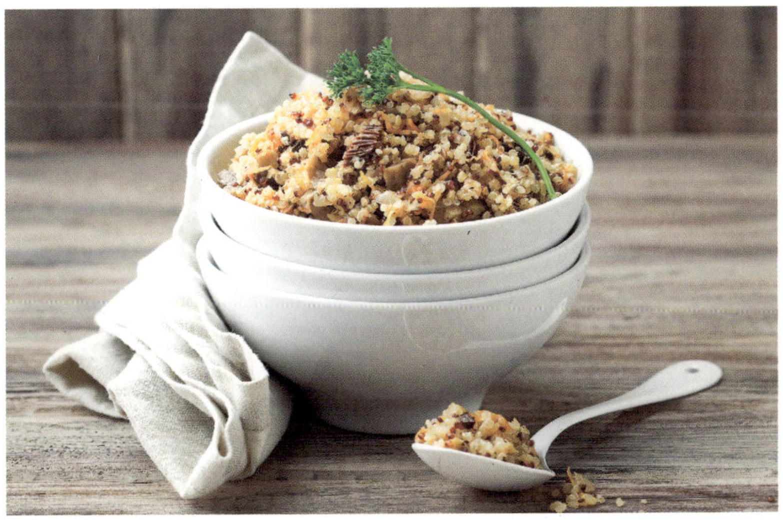

Desserts

Birnenkompott mit Maronenknödeln

Für 2 Portionen

2 Birnen
½ Glas Maronenpüree
2 EL Kokosraspel
4 Gewürznelken
1 daumengroßes Stück Ingwer
150 ml Wasser
Saft einer halben Zitrone
1 kleiner Zweig Rosmarin
50 g Schokolade, 70 % Kakaoanteil

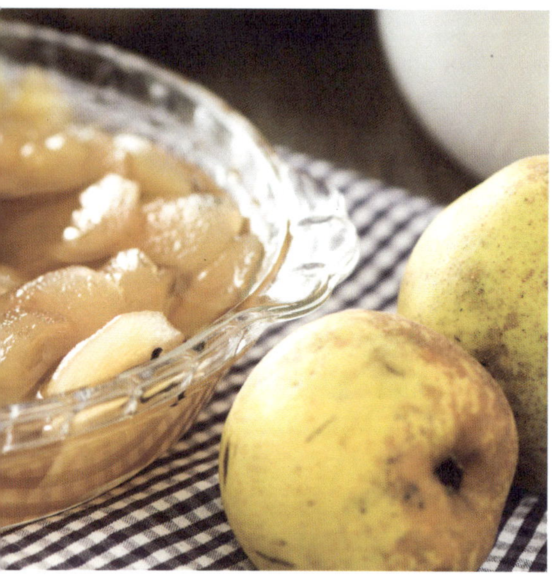

Die Birnen waschen, vierteln, die Kerngehäuse entfernen und in Spalten schneiden. Ingwer fein hacken. ● In einem Topf etwas Wasser erhitzen und die Birnenspalten mit Gewürznelken, Ingwer, Zitronensaft und Rosmarin einige Minuten weich kochen. ● Das Maronenpüree in einer Schüssel mit einer Gabel etwas auflockern und mit feuchten Händen zu kleinen Kugeln formen. ● Schokolade im Wasserbad schmelzen und die Maronenknödel durch die Schokolade ziehen, dann in den Kokosraspeln rollen und auf einem Teller fest werden lassen. ● Das Birnenkompott auf einem Teller oder einer flachen Schüssel anrichten und mit den Maronenknödeln servieren.

Besonders geeignet bei Wind-Kälte, stärkt das Milz- und Lungen-*Qi* und das Nieren-*Yang*.

Birnenpfannkuchen

Für 2 Portionen

1 Ei
1 Prise Zimtpulver
1 TL Vanillezucker
100 ml (Mandel- oder Reis-)Milch
2 reife Birnen
Rapsöl zum Ausbacken
Etwas Puderzucker zum Bestreuen
1 TL Ingwer, gerieben
1 Prise Nelkenpulver
1 Prise Salz
50 g Dinkelmehl
Saft einer halben Zitrone
1 Prise Kurkumapulver (Gelbwurz)
1 EL Birnenbrand

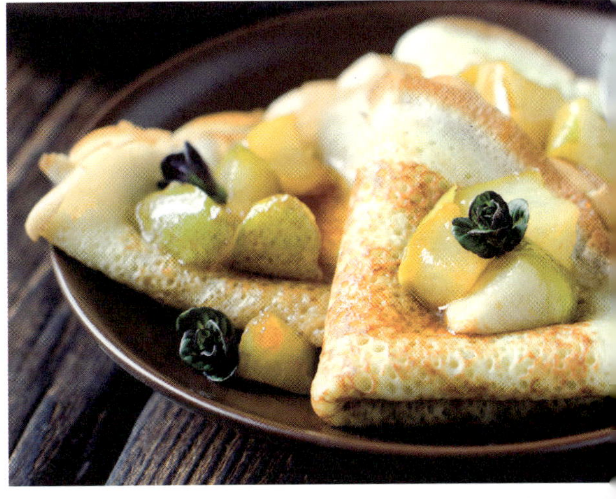

In einer Schüssel Ei mit Zimtpulver, Vanillezucker und Milch mit dem Schneebesen verrühren. ● Dann Ingwer, Salz, Dinkelmehl und Kurkumapulver unterheben. ● Den Teig kurz stehen lassen. ● Inzwischen die Birnen schälen, entkernen und in Würfel oder Spalten schneiden. ● Die Birnenstücke mit Nelkenpulver, Zitronensaft und Birnenbrand marinieren. ● Eine beschichtete Pfanne mit etwas Öl erhitzen und aus dem Teig 2 dünne Pfannkuchen backen. ● Die Pfannkuchen mit den Birnenstücken füllen, einrollen und mit Puderzucker bestreut servieren.

Geeignet bei Wind-Kälte (Birnen dann unbedingt vorher dünsten!) und bei Wind-Hitze (Ingwer und Birnenbrand weglassen!).

Wenn die Birnen hart sind, die Birnenstücke kurz in etwas Wasser dünsten und erst danach marinieren – das ist bekömmlicher. Wenn Kinder mitessen, den Birnenbrand ersatzlos streichen.

Honigbananen mit Szechuan-Pfeffer

Für 2 Portionen

2 EL Wasser
2 Bananen
2 EL Honig
1 EL Butter
1 TL Szechuan-Pfeffer (ersatzweise rosa Pfefferbeeren)
Saft einer halben Zitrone
1 Prise Kakaopulver

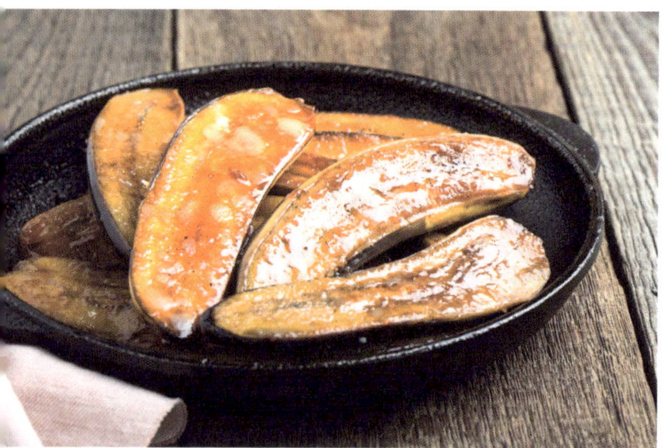

Wasser in einer beschichteten Pfanne erhitzen. ● Die geschälten und halbierten Bananen darin 2 bis 3 Minuten weich dünsten und dann auf 2 Teller geben. ● Im Bratrückstand Honig mit Butter auflösen. ● Den Szechuan-Pfeffer bzw. die rosa Pfefferbeeren kurz im Mörser zerstoßen und mit Zitronensaft und Kakaopulver zur Sauce geben. ● Die Sauce gut verrühren und die Bananenhälften damit beträufeln.

Geeignet bei Wind-Hitze (statt Szechuan-Pfeffer bitte ½ TL gemahlenen Kardamom verwenden) und bei Wind-Kälte.

Der **SZECHUAN-PFEFFER** wird wegen seines fruchtigen Geschmacks auch Anis- oder Zitronenpfeffer genannt. Verwendet werden ausschließlich die getrockneten Fruchtkapseln, die darin enthaltenen bitteren Samen sollten davon getrennt werden. Der Geschmack dieses Pfeffers ist weniger scharf, dafür prickelnd und betäubt die Zunge leicht. Aufgrund seiner »bewegenden« Wirkung wird Szechuan-Pfeffer in der chinesischen Heilkunde gerne als Gewürz genutzt.

Gewürze und Kräuter als Unterstützung bei Heuschnupfen

Gewürze und Kräuter sind nicht nur ein kulinarischer Hochgenuss, sondern auch wirksame Mittel, um unser Immunsystem zu stärken. Richtig eingesetzt, würzen und verfeinern sie unsere Speisen und helfen uns außerdem dabei, die Symptome des Heuschnupfens unter Kontrolle zu bringen.

Da es keine klare Definition von Kräutern gibt, ist der Übergang von Kräutern zu Gewürzen oder Gemüse fließend. Zuweilen wird zwischen Heilkräutern, Gewürzkräutern und Küchenkräutern unterschieden. In China sagt man, der Unterschied zwischen Heilkräutern und Lebensmitteln sei schlicht die verabreichte Dosis.

Hier finden Sie einige chinesische und westliche Gewürze und Kräuter, die häufig bei Heuschnupfen eingesetzt werden.

Ingwer

In der Chinesischen Medizin gilt der frische Ingwer als scharf und warm. Die Hauptwirkung von Ingwer liegt in seinem wärmenden und stärkenden Einfluss. Er stärkt zum einen unser Milz-*Qi,* das heißt unsere Verdauung und unseren Stoffwechsel. Zum anderen wirkt frischer Ingwer wie ein natürliches Antihistaminikum und stärkt unsere Abwehrkräfte. Er ist entzündungshemmend und hilft dabei, Feuchtigkeit und Schleim in den Bronchien und den Nebenhöhlen umzuwandeln und aus dem Körper zu spülen. Wer also viel mit Ingwer kocht oder regelmäßig Ingwertee trinkt, stärkt seine Abwehrkräfte und lindert die Symptome von Heuschnupfen. Bei Magen-Hitze (z. B. Gastritis) sollte man mit der Verwendung von Ingwer vorsichtig sein. Ein Teerezept finden Sie auf Seite 94.

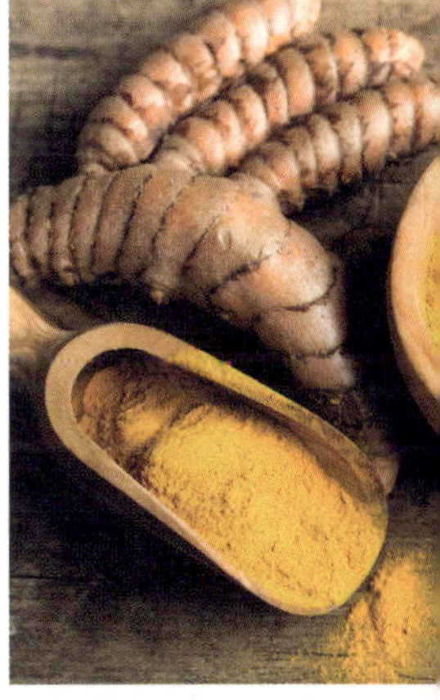

Kurkuma

Kurkuma oder Gelbwurz gehört zu den Ingwergewächsen und wird in der Chinesischen Medizin dafür verwendet, die Blutzirkulation anzuregen. Ähnlich wie Ingwer ist auch Kurkuma entzündungshemmend und besser noch: Das Curcumin, der gelbe Farbstoff in

Kurkuma, unterdrückt die Freisetzung von Histamin. Außerdem schützt seine entzündungshemmende Wirkung unsere Darmschleimhäute und mindert die Resorption von Histamin. Durch diese beiden Prozesse können allergische Symptome vermindert werden. Kurkuma können Sie als Gewürz zum Verfeinern beim Kochen und auch in Tees verwenden.

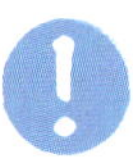

Bitte beachten: Kurkuma enthält Salicylate, den blutverdünnenden Wirkstoff, der u. a. in Aspirin enthalten ist. Wer Probleme mit der Blutverdünnung hat, sollte auf Kurkuma verzichten.

Petersilie

Petersilie hat nach der Chinesischen Medizin einen süß-scharfen Geschmack und ein warmes Temperaturverhalten. Sie harmonisiert Milz und Magen und stärkt die Nieren. Aus westlicher Sicht kann Petersilie die Ausschüttung von Histamin verhindern und enthält reichlich Vitamin C, das unser Immunsystem stärkt. Petersilie kann zur Verfeinerung der Speisen und auch als Tee verwendet werden. Dazu übergießt man eine Handvoll frischer Petersilie mit 1 Liter kochendem Wasser und lässt sie zugedeckt 10 Minuten ziehen.

Thymian

Thymian hat nach der Chinesischen Medizin scharf-süße, warme und trocknende Eigenschaften. Dadurch ist Thymian ein natürlicher Schleimlöser und hilft, allergiebedingten Schnupfen zu lindern. Thymian kann man zum Würzen verwenden, aber auch als Tee trinken.

Zwiebeln und Knoblauch

Zwiebeln, Frühlingszwiebeln und Knoblauch sind ein wichtiger Bestandteil der Ernährung bei Heuschnupfen. In der Chinesischen Medizin gelten sie auch als Arzneimittel, das die *Yang*-Energie von Lunge und Herz stärkt und den Körper dabei unterstützt, die krank machenden Faktoren von Wind und Kälte auszutreiben. Zudem weisen sie einen hohen Anteil von Quercetin auf, einem sekundären Pflanzenstoff mit entzündungshemmenden Effekten, der als Antihistaminikum wirkt. So regulieren Zwiebeln und Knoblauch den Histamingehalt im Organismus und schützen Sie vor allergischen Symptomen.

Huang Qi (Astragalus)

Huang Qi (Astragalus) zählt in der Chinesischen Medizin zu einem der wichtigsten Kräuter. Es kräftigt das *Qi* der Lunge und der Milz und stärkt unsere Abwehrkräfte. Daher ist es bei Heuschnupfen hilfreich. Es kommt nicht nur in Klinik und Praxis, sondern auch im Alltag als Bestandteil von Tees, Suppen und Eintöpfen zum Einsatz. Normalerweise werden 5–10 Gramm pro Tag verwendet. Bei Verwendung eines Extrakts achten Sie bitte auf die Umrechnungsangaben auf dem Etikett. Dieses *Qi*-Tonikum sollten Sie bereits vor Beginn der Heuschnupfenzeit einnehmen.

Spirulina

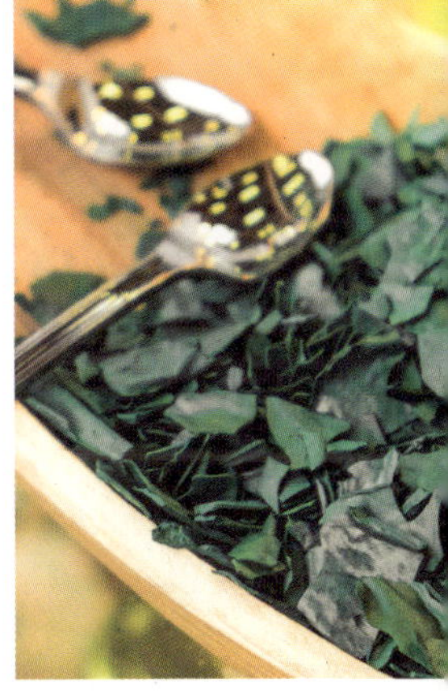

Spirulina-Algen zählen in die Kategorie der *Qi* und Blut tonisierenden Mittel. Spirulina stärkt unser Immunsystem, indem es unser Abwehr-*Qi* aufbaut. Zudem unterstützt es das Milzsystem bei der Umwandlung von Schleim und hemmt die Histaminfreisetzung. Diese Kombination aus Verminderung der Histaminausschüttung und hoch dosierten natürlichen Vitaminen, Mineralstoffen und Spurenelementen macht die besondere Wirkung von Spirulina aus. Eine regelmäßige Verwendung kann zu einer deutlichen Verbesserung typischer Beschwerden wie laufender und verstopfter Nase, Niesanfällen und Juckreiz führen.

Spirulina kann als Zugabe in grünen Saucen, Suppen oder auch in süßen Cremes, im Müsli oder in grünen Smoothies verwendet werden. Bitte beachten Sie, dass durch Hitze viele der wertvollen Inhaltsstoffe verloren gehen. Daher sollte Spirulina nicht zu lange gekocht werden.

Auch bei Spirulina gilt: Es sollte bereits vor dem Beginn der Pollenflugzeit verwendet werden, um seine schützende Wirkung entfalten zu können. Bei der chronisch allergischen Rhinitis ist eine regelmäßige Verwendung zu erwägen.

Tees

Teetrinken ist nicht gleich Teetrinken

Tees und Teemischungen eignen sich hervorragend als Unterstützung bei Symptomen des Heuschnupfens. Viele Teesorten helfen, unser Immunsystem zu unterstützen und allergische Reaktionen zu mindern. Hier stellen wir Ihnen einige Teesorten und -mischungen vor, die Sie einfach zu Hause ausprobieren können.

Als Süßungsmittel ist saisonaler und regionaler Honig besser geeignet als Zucker oder Süßstoff. Mehr dazu weiter unten.

Nicht zu viel und gerne Bio

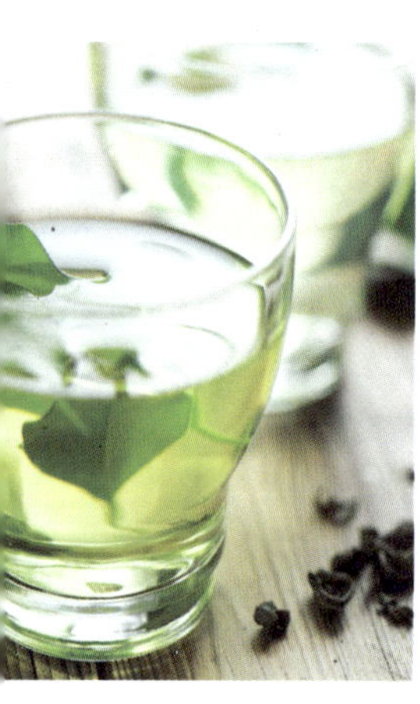

Einige der folgenden Tees enthalten Gerbstoffe, Kalziumsalze und Kaliumsalze. Dadurch wird dem Körper Wasser entzogen. Aus diesem Grund sollte Tee ebenso wie Kaffee nicht in zu großen Mengen konsumiert und zusätzlich immer ausreichend Wasser getrunken werden.

Die Umweltverschmutzung ist in China ein großes Problem. Fast alle in China produzierten Teesorten sind mit Schwermetallen belastet. Je älter und gereifter die Teeblätter sind, desto mehr Blei und andere Schwermetalle enthalten sie. Die Bleibelastung von Schwarztee (lange gereift) aus China ist bis zu hundert Mal höher als die von Grüntee (kurz gereift). Wenn Sie Tee aus China trinken, sollten Sie bevorzugt Grünen Tee verwenden. Schwangere und Kinder sollten besser ganz auf Tee aus China verzichten, da für sie selbst eine geringe Schwermetallbelastung schon bedenklich ist.

Falls Sie die Blätter von Grünem Tee zum Beispiel in Smoothies und gemahlen als Matcha verwenden wollen, sollten Sie ebenfalls keine in China produzierten Teesorten wählen.

Am unbedenklichsten ist Tee aus Japan, Korea oder europäischem Anbau, da in diesen Ländern eine andere Umweltpolitik betrieben wird und die dort produzierten Produkte eine deutlich geringere bis keine Schwermetallbelastung aufweisen.

Teezubereitung

Die Tees, die wir Ihnen auf den folgenden Seiten vorstellen, werden, wenn nicht anders angegeben, auf folgende Weise zubereitet: Wasser abkochen und auf 80 bis 90 °C abkühlen lassen, Tee aufgießen und 3 bis 5 Minuten ziehen lassen, Teebeutel entfernen oder Tee abgießen und genießen. Nach dem Essen sollten Sie eine halbe Stunde warten, bevor Sie den Tee trinken, um Wechselwirkungen und Verdauungsbeschwerden zu vermeiden.

Teesorten, die bei Heuschnupfen helfen

Grüner Tee

Grüner Tee enthält wertvolle Mineralstoffe (Kalzium, Eisen, Fluor, Kalium, Magnesium), Vitamin C sowie sekundäre Pflanzenstoffe. Zusätzlich hemmt Grüntee die Produktion von Histamin und damit auch die Entstehung von Heuschnupfensymptomen.

Die thermische Eigenschaft von Grünem Tee ist kühl. Deshalb sollten Sie nicht zu viel davon trinken, wenn Sie einen *Yang*-Mangel mit Kälteempfindlichkeit, Durchfallneigung oder auch starke innere Unruhe mit Schlafstörungen haben. Eine Alternative zu Grünem Tee sind in diesem Fall fermentierte Teesorten wie Oolong-Tee, Schwarztee oder Pu-Erh-Tee. Durch die Fermentierungsprozesse sind diese Teesorten wärmer und besser verträglich.

Rotbuschtee

Rotbuschtee enthält andere Wirkstoffe als Grüner Tee, z. B. kein Koffein. Deshalb wirkt er beruhigend und ausgleichend bei Stress. Die im Rotbuschtee enthaltenen Flavonoide Aspalathin und Nothofagin wirken als natürliches Antihistaminikum und lindern Symptome bei Heuschnupfen und bei Nahrungsmittel- und Hausstauballergien. Ein weiterer Pluspunkt: Rotbuschtee enthält keine Oxalsäure und kann daher auch von Personen, die an Nierensteinen leiden, getrunken werden. Außerdem ist er gut verträglich für kleine Kinder und Babys.

Pfefferminztee

Pfefferminztee hilft, blockiertes *Qi* wieder zum Fließen zu bringen, und löst Nasen- und Nebenhöhlenverstopfungen. In der Chinesischen Medizin wird er gerne eingesetzt, um Heuschnupfen des Wind-Hitze-Typs zu lindern. Bei durch Heuschnupfen verursachten Husten wird er oftmals kalt getrunken.

Ingwertee

Die Eigenschaften von Ingwer und seine positiven Wirkungen bei Heuschnupfen haben wir oben schon beschrieben (siehe Seite 89). Hier zeigen wir Ihnen, wie man aus Ingwer einen Tee zubereitet.

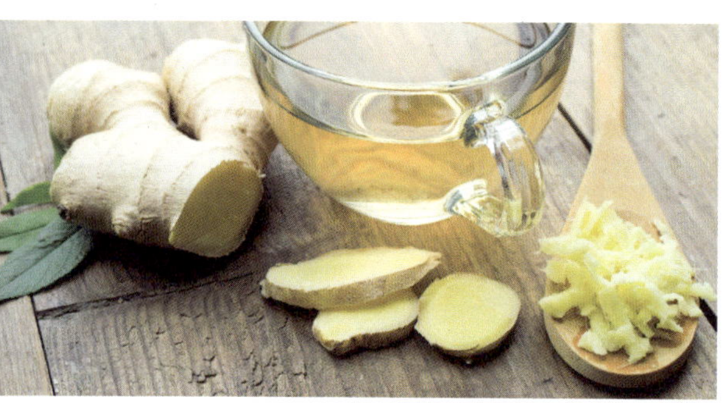

Zubereitung: Ein Stück frischen Ingwer (ca. 3 cm) in möglichst kleine Stücke schneiden oder mit einer Ingwerreibe zerreiben. Mit ca. 1 bis 1,5 Liter kochendem Wasser übergießen und mindestens 10 Minuten ziehen lassen. Im Frühjahr kann man den Ingwer auch einfach in kaltem Wasser eine halbe Stunde ziehen lassen und anschließend frisch trinken.

Süßholzwurzeltee

Süßholz, im deutschen Sprachgebrauch auch als Lakritz bekannt, stärkt das *Qi* von Magen und Darm und hat eine positive Wirkung auf das Immunsystem. Es reguliert die Aktivität bestimmter Abwehrzellen, hemmt Immunüberreaktionen und wirkt allergischen Beschwerden auf sanfte Weise entgegen. Zudem hat Süßholz einen entzündungshemmenden Effekt und wirkt abschwellend auf die Schleimhäute der oberen Atemwege. Ein großer Vorteil von Süßholz ist der süße Geschmack, weshalb auch Kinder es mögen.

Zubereitung: Übergießen Sie 1–2 TL zerkleinerte Süßholzwurzeln mit einer Tasse kochendem Wasser und lassen Sie sie abgedeckt fünfzehn Minuten ziehen. Anschließend seihen Sie den Tee ab. Trinken Sie täglich 1–3 Tassen in kleinen Schlucken.

Lakritz, den Süßholzwurzelextrakt, kann man auch »einnehmen«. Reines Lakritz eignet sich in Dosierungen von 0,5–2 Gramm pro Tag (Achtung – sehr intensiver Geschmack!) zur Verwendung in der Akutphase von Heuschnupfen, aber nicht zur Dauertherapie. Es sollte nicht länger als zwei Wochen am Stück eingenommen werden, da eine Überdosierung zu Bluthochdruck und Herzrhythmusstörungen führen kann. Wir empfehlen Ihnen, sich Lakritz aus der Apotheke oder einem Fachgeschäft zu besorgen. Bei verarbeitetem Lakritz fragen Sie bitte den Apotheker nach der passenden Dosierung. Meiden Sie reine Süßwaren, da sie zu wenig Wirkstoff enthalten, um hilfreich zu sein. Lakritz eignet sich auch zum Süßen.

Brennnesseltee

Obwohl die Brennnessel selbst Histamine enthält, kann durch längere Anwendung die Ausschüttung körpereigener Histamine geblockt werden. Denn durch längere Einnahme hilft die Brennnessel unserem Körper, sich an Histamin zu gewöhnen. Um das zu erreichen, sollte vor Beginn der Pollensaison mit dem Trinken von Brennnesseltee begonnen werden. Außerdem besitzt die Brennnessel eine abschwellende Wirkung, was Ihnen dabei hilft, die durch den Heuschnupfen angeschwollenen Schleimhäute zu beruhigen.

Pro Tag sollte mindestens ein halber Liter Brennnesseltee getrunken werden. Es wird empfohlen, dies drei Wochen lang durchzuführen.

Zubereitung: Verwenden Sie für die Teeherstellung die Blätter von drei bis vier Trieben. Um den bitteren Geschmack zu vermeiden, junge Blätter verwenden. Waschen Sie die Blätter, und lassen Sie sie kurz in Wasser aufkochen. Anschließend einfach die Herdplatte ausschalten und den Sud weitere fünf Minuten ziehen lassen. Vor dem Trinken die Blätter abseihen. Mit Honig süßen.

Beim Sammeln der Brennnesselblätter Handschuhe nicht vergessen und nur dort sammeln, wo keine Straße, kein bewirtschafteter Acker und kein Hundespazierweg angrenzt.

Chinesische Gesundheitstees, die bei Heuschnupfen helfen

Abschließend stellen wir Ihnen noch einige Teemischungen vor, die überwiegend aus chinesischen Kräutern bestehen und die Sie dabei unterstützen können, die Symptome von Heuschnupfen unter Kontrolle zu bekommen.

Die Bestandteile Angelikawurzel und Perilla sind nicht verschreibungspflichtig und in Apotheken oder Onlineshops erhältlich. Im Versandhandel werden sie meist günstiger angeboten. Man sollte jedoch genau darauf achten, dass der Versender die Qualitätsstandards einhält. Der Kauf in der Apotheke bietet gleich mehrere Vorteile: strenge Qualitätskontrolle, persönliche Betreuung und einen Ansprechpartner bei Fragen.

Das Zerkleinern der Bestandteile ist grundsätzlich mit jeder Küchenmaschine möglich, die auch Eis zerkleinern kann. Sie können auch einen Mörser verwenden, was jedoch mit mehr Aufwand verbunden ist. Viele Apotheken liefern die Bestandteile gegen eine zusätzliche Bearbeitungsgebühr bereits fertig pulverisiert. Wenn Sie nur kleine Mengen bestellen, sollten Sie aus Kostengründen die Bestandteile selbst zerkleinern.

Angelikawurzeltee

Bestandteile: Angelicae dahuricae radix *(Bai Zhi)*

Zubereitung und Einnahme: Geben Sie 10 Gramm der zerkleinerten Angelikawurzel in einen Topf mit 1 Liter kochendem Wasser, und lassen Sie es 10 Minuten auf kleinster Stufe köcheln. Anschließend seihen Sie die groben Bestandteile ab und trinken 1- bis 3-mal täglich jeweils eine kleine Tasse. Bei Bedarf mit Honig oder Süßholz süßen.

Wirkung: Vertreibt krank machenden Wind aus den Atemwegen und löst Schleim.

Anwendung: Bei Heuschnupfen des Wind-Kälte-Typs mit Ansammlung von Schleim in den Nebenhöhlen und laufender, verstopfter Nase.

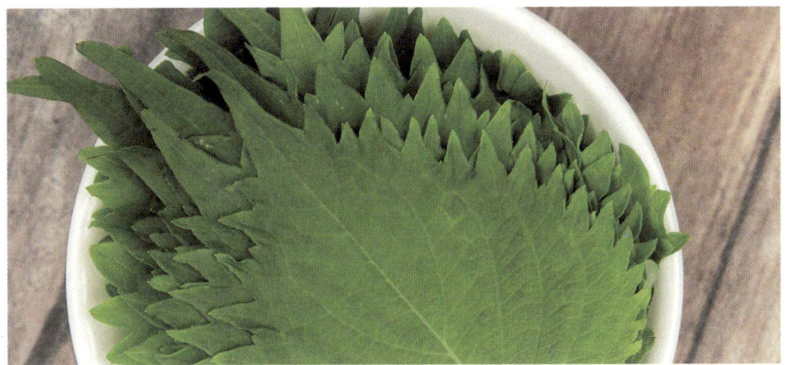

Perillablätter

Ingwer-Perilla-Tee

Bestandteile: frischer Ingwer, Perillae folium *(Zi Su Ye)*

Zubereitung und Einnahme: Jeweils 3 Gramm der Bestandteile zerkleinern, vermischen und mit 1 Liter kochendem Wasser überbrühen, 10 Minuten ziehen lassen und abseihen. Mit ca. 15 Gramm Honig süßen und warm trinken.

Wirkung: Vertreibt Wind-Kälte und verringert die Histaminausschüttung.

Anwendung: Bei Heuschnupfen des Wind-Kälte-Typs, auch bei begleitender Übelkeit.

Diese Mischung hilft auch bei Erkältungen oder Magenverstimmungen (etwa bei Lebensmittelvergiftungen nach Verzehr von Fischgerichten).

Perilla-Pfefferminz-Tee

Bestandteile: Pfefferminze, Perillae folium *(Zi Su Ye)*

Zubereitung und Einnahme: Jeweils 10 Gramm der Bestandteile vermischen und mit 1 Liter kochendem Wasser überbrühen. 10 Minuten ziehen lassen und abseihen. Wenn nötig, mit etwas Honig süßen und warm trinken.

Wirkung: Vertreibt Wind-Hitze, mindert Entzündungszeichen und verringert die Histaminausschüttung.

Anwendung: Bei Heuschnupfen des Wind-Hitze-Typs oder bei Erkältungen mit ähnlichen Symptomen.

Minze-Grüntee

Bestandteile: frische Pfefferminze, Grüntee

Zubereitung und Einnahme: Nehmen Sie eine ausreichende Menge an Pfefferminze, wenn möglich frische Blätter, und geben Sie diese mit ca. 10 Gramm Grüntee in eine Kanne. Überbrühen Sie alles mit 1,5 Liter kochendem Wasser. Lassen Sie den Tee ca. 3 Minuten ziehen, dann seihen Sie ihn ab und trinken ihn über den Tag verteilt. Gerne können Sie den Tee auch kühl zu sich nehmen.

Wirkung: Vertreibt Wind-Hitze und lindert Entzündungen im Bereich von Augen, Nase und Rachen. Verringert die Histaminausschüttung.

Anwendung: Bei Heuschnupfen des Wind-Hitze-Typs.

Zum Süßen: regionaler Honig

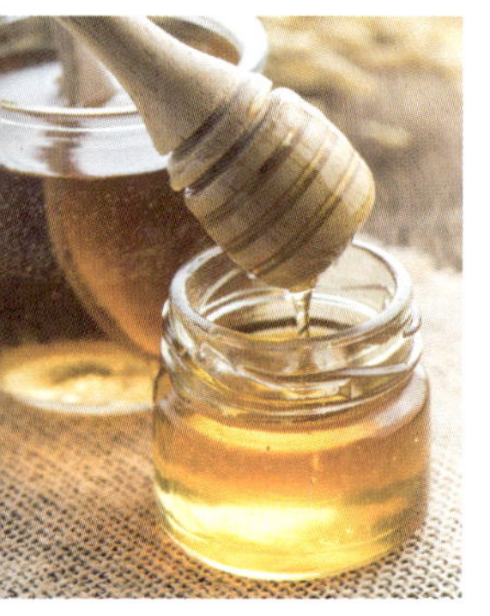

Honig aus Ihrer Region enthält in geringen Mengen die Blütenpollen, die Ihnen während der Akutphasen Probleme bereiten. Deswegen wird lokal produzierter Honig auch als natürliche Desensibilisierung verstanden. Sie trainieren Ihr Immunsystem darauf, ähnlich wie bei Schutzimpfungen mit den Reizen der Allergene besser umzugehen. Es ist jedoch wichtig, auf den Zeitpunkt zu achten, zu dem der Honig geschleudert wurde. Für Frühjahrsallergiker sollte Honig aus den Monaten April oder Mai gewählt werden. Für Menschen, die im Sommer zu Heuschnupfen neigen, sollte Honig aus dem vorhergehenden Herbst verwendet werden.

Honig kann auch mit Propolis (Bienenharz) zusammen eingenommen werden. Denn bei einigen Allergikern kann der Ausbruch von Heuschnupfen ganz ausbleiben, wenn Propolis schon einige Zeit vor der Pollenflugsaison eingenommen wird. Jedoch sollte dies vor der Verwendung mit einem Arzt abgeklärt werden, da in manchen Fällen Propolis selbst auch allergische Reaktionen hervorrufen kann.

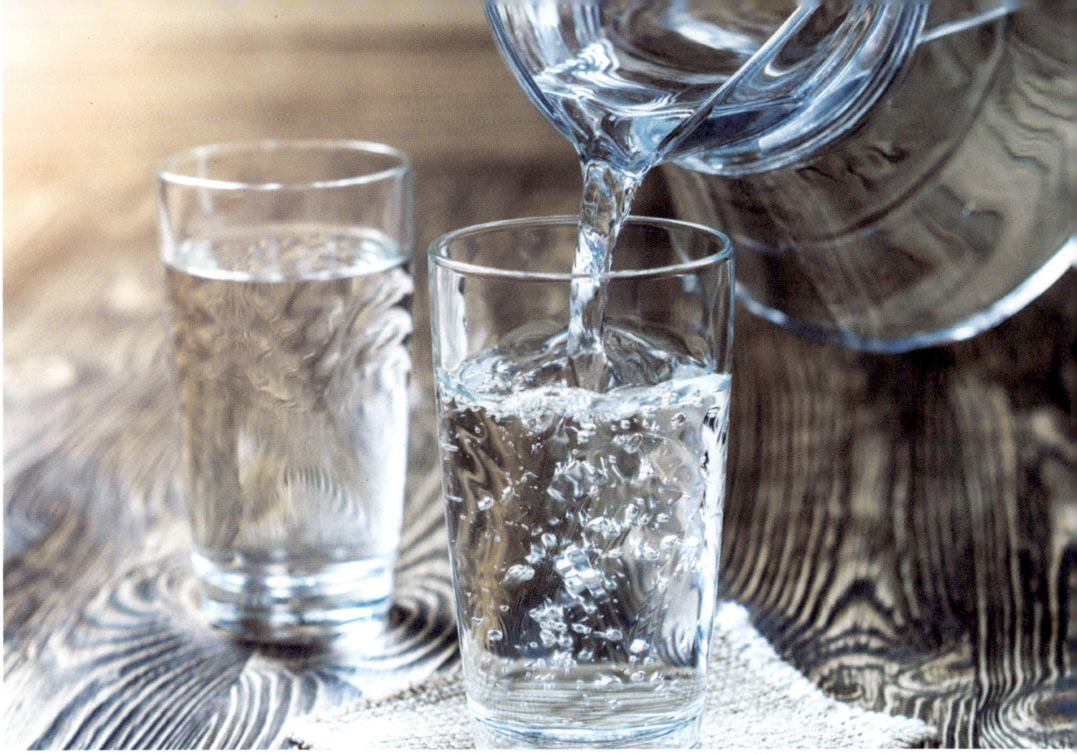

Wasser trinken nicht vergessen!

Das Trinken von Tee hat viele positive Eigenschaften. Aber bei Allergien wie Heuschnupfen ist es auch sehr wichtig, regelmäßig und ausreichend Wasser zu trinken. Das hält die Schleimhäute feucht und erschwert es den Pollen, sich festzusetzen. Manche Mineralwässer sind zudem gute Magnesiumlieferanten. Magnesium ist wichtig, denn es verhindert die Abgabe des entzündungsfördernden Histamins ins Blut. In Studien konnte gezeigt werden, dass die tägliche Einnahme von 350 mg Magnesium die Heuschnupfensymptome um ⅓ reduzieren und den Arzneimittelbedarf um bis zu ⅔ der ursprünglichen Medikation vermindern kann.

Achten Sie zu Allergiezeiten darauf, welches Wasser Sie trinken und wie hoch sein Magnesiumgehalt ist. Versuchen Sie, 2–3 Liter am Tag zu trinken, wovon mindestens 1 Liter magnesiumreiches Mineralwasser sein sollte.

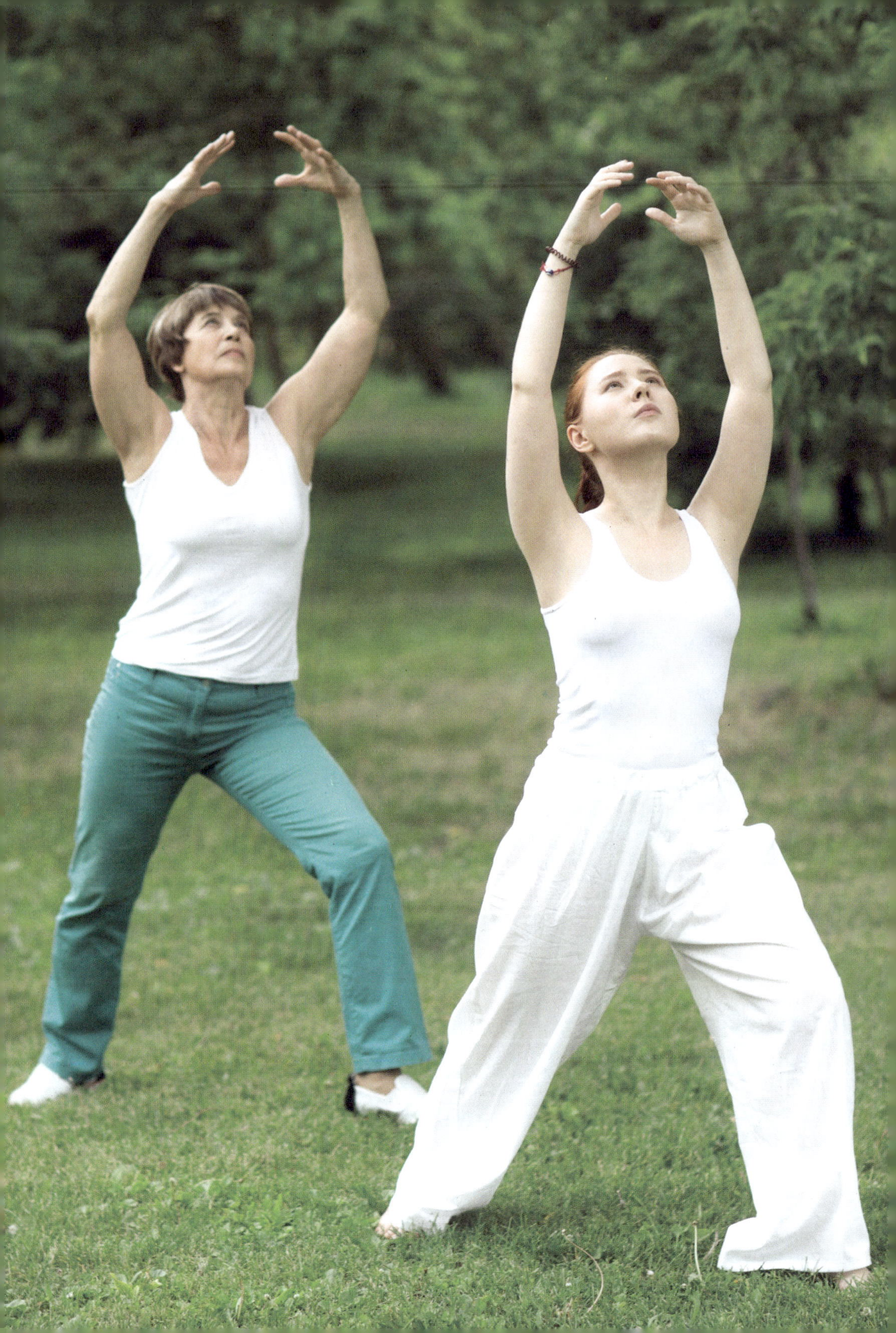

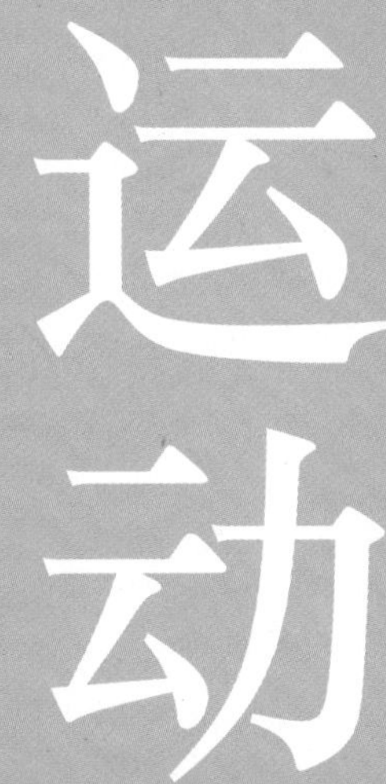

Die Energie fließen lassen mit Qigong

Durch Qigong können wir Disharmonien des Körpers wieder ins Gleichgewicht bringen und unser *Qi* fließen lassen. Dadurch stärken wir unsere Organe und unsere Abwehrkraft, sodass krank machende Faktoren erst gar nicht in unseren Körper eindringen. Zudem sorgen wir für einen ruhigen Gemütszustand, der sich positiv auf unser Immunsystem auswirkt.

Qigong – mit dem Qi arbeiten

Qigong bedeutet »Arbeit mit dem *Qi*«. Hierunter ist eine Vielzahl von meditativen Atem- und Bewegungsübungen zusammengefasst, die das *Qi* in Schwung bringen und das Energiesystem harmonisieren.

Die Grundlage des Qigong sind Entspannung und Ruhe. Durch regelmäßiges Üben von Qigong lernt man, in sich einen entspannten, ruhenden Pol zu erzeugen. Dadurch können Spannungen und Disharmonien des Körpers bewusst wahrgenommen und ausgeglichen werden. Kann unser *Qi* wieder ungehindert und frei im Körper zirkulieren, dann können auch fixierte Verhaltensmuster des Körpers auf Allergie auslösende Reize der Außenwelt wie Pollen, Hausstaub oder Tierhaare gemildert werden.

Bereits die Erwartung der Krankheit kann zu einer »selbsterfüllenden Prophezeiung« führen. Gedanken wie: »Ich werde krank« oder »Ich verliere den Kampf« werden zum Hindernis auf dem Weg zu Gesundheit und Wohlbefinden. Mit Qigong stärken Sie nicht nur Ihren Körper, sondern Sie festigen auch Ihren Geist und gewinnen mehr Selbstvertrauen in Ihre Gesundheit.

Duft-Qigong

Bei Heuschnupfen sind die Übungen aus dem »Duft-Qigong« besonders wirksam. »Duft« *(Xiang)* meint in diesem Zusammenhang so viel wie frei fließende Energie, das heißt frisches, positives, gesundes *Qi*. Duft-Qigong wirkt reinigend und entgiftend – verbrauchtes *Qi* und krank machende Faktoren werden aus dem Körper ausgeleitet. *Qi*-Stauungen (energetische und körperliche Blockaden) werden aufgelöst. Zudem erfolgt eine *Qi*-Harmonisierung, das heißt ein Ausgleich eines *Qi*-Ungleichgewichts in unseren Organen. Besonders das Lungensystem – das bei Heuschnupfen immer betroffen ist – profitiert von den Übungen des Duft-Qigong.

Hinweise zu den Übungen

Qigong sollten Sie an einem Ort üben, an dem Sie ungestört sind. Das kann ein ruhiges Zimmer zu Hause oder in einer stillen Ecke im Garten sein. Vermeiden Sie aber kalten Wind oder Zugluft.

Wählen Sie bequeme Trainingskleidung. Alles Beengende wie Gürtel oder zu enge Hosen sollten Sie ablegen (bzw. wechseln), auch Ihren Schmuck und natürlich Ihre Uhr.

Um eine spürbare Wirkung zu erzielen, sollten Sie nach Möglichkeit zweimal täglich jeweils 15 Minuten üben. Während des Übens sollten die Gedanken frei sein – denken Sie nicht an Ihre Beschwerden oder andere Probleme, sondern an schöne Dinge. Gern können Sie beim Üben harmonische Musik hören.

Jede Bewegung sollte jeweils einen Atemzug (Ein- bzw. Ausatmen) dauern. Bleiben Sie aber locker und entspannt, und schalten Sie Ihren kontrollierenden Verstand aus.

Üben Sie drei Monate ohne Unterbrechung, und beobachten Sie die positiven Veränderungen!

Die perfekte Atmosphäre zum Üben

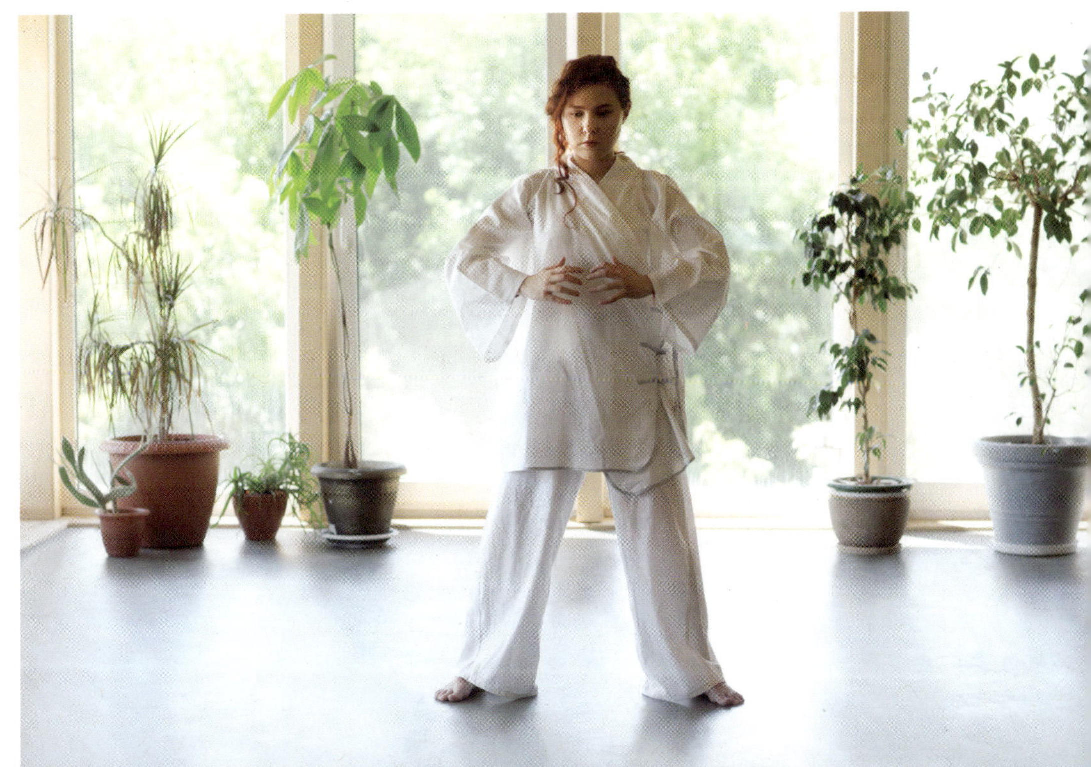

Praktische Übungen aus dem Duft-Qigong

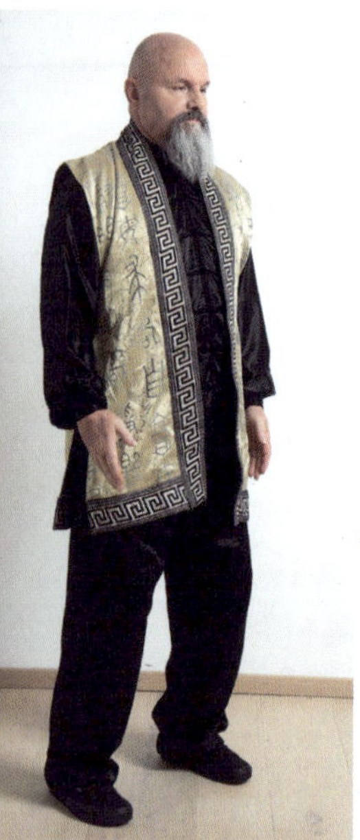

Die Bewegungen, die wir Ihnen in Wort und Bild vorstellen, können einzeln oder im Block praktiziert werden. Die Vor- und Abschlussübung müssen in jedem Fall durchgeführt werden.

Grundstellung

Bringen Sie, vom geschlossenen Stand ausgehend, Ihr linkes Bein nach außen in einen schulterbreiten, entspannten Stand. Beugen Sie leicht die Knie, und lassen Sie das Becken fallen. Die Füße zeigen parallel nach vorne. Lächeln Sie »mit dem Herzen«.

Mit dem Herzen zu lächeln ist eine alte daoistische Methode, um einen ruhigen und positiven Gemütszustand zu bewahren. Nehmen Sie dazu das Lächeln in Ihren Mundwinkeln und den anhebenden Effekt des Lächelns und der Freude in Ihrem Herzen wahr.

Vorbereitungsübung

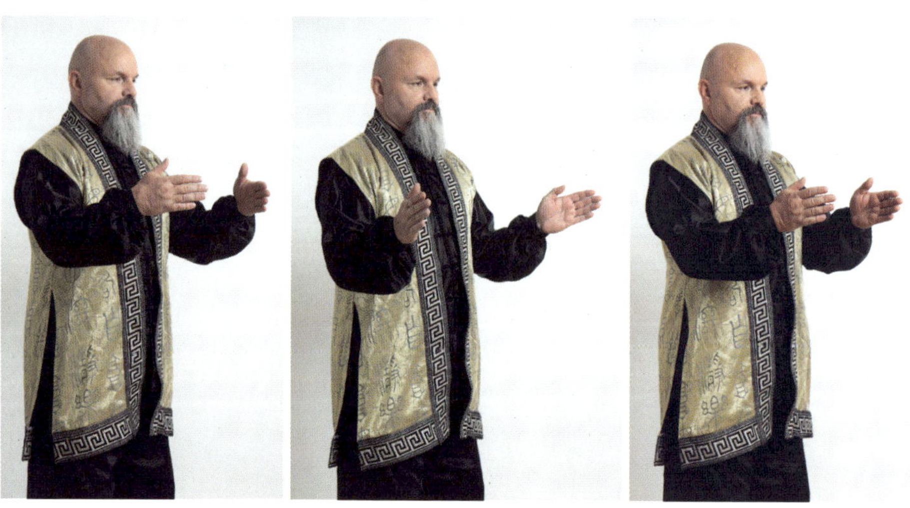

Heben Sie in der Grundstellung beide Unterarme parallel vor dem Körper bis zur Horizontalen an. Die Handflächen zeigen zueinander. Führen Sie nun die Unterarme langsam horizontal auseinander und wieder fast zusammen. Die Handgelenke bleiben locker, die Hände bewegen sich wie Bambus im Wind. Lassen Sie die Arme so oft fließen, bis Sie eventuell einen »Widerstand« spüren. Wiederholen Sie die Bewegung maximal 36-mal.

1. Bewegung: Der goldene Drache bewegt seinen Schwanz

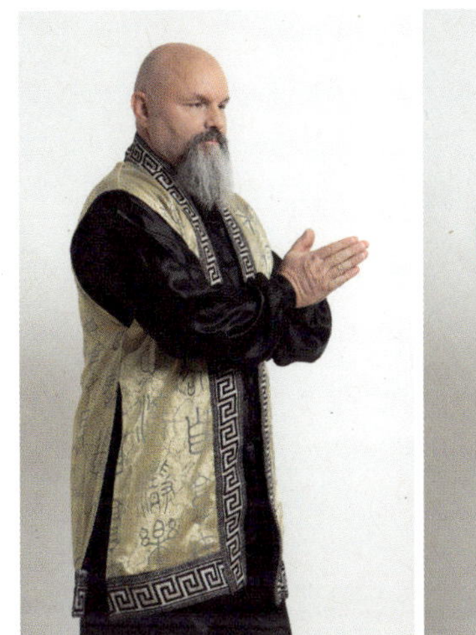
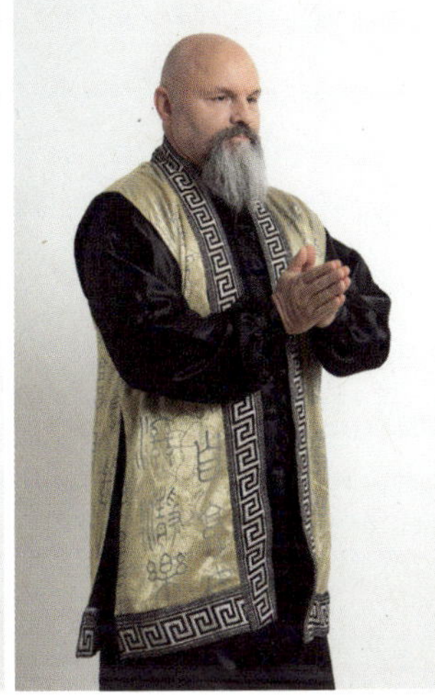
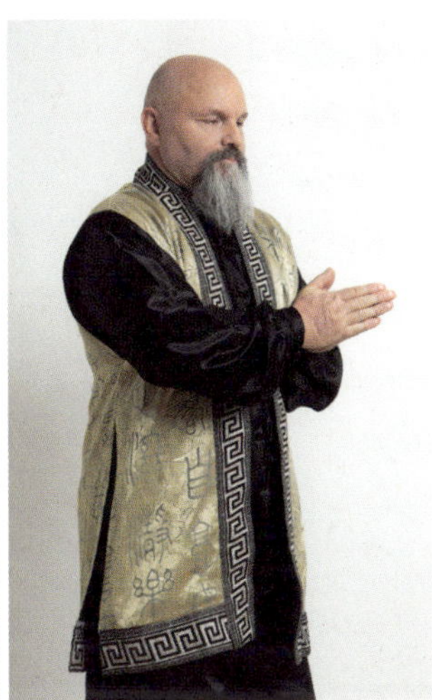

Pressen Sie die Handballen und Finger leicht aufeinander. Die Handflächen bleiben hohl. Wedeln Sie die Hände vor dem Körper horizontal zunächst nach links (etwa bis Körperbreite, 45 Grad), dann über die Mitte nach rechts. Führen Sie die Bewegungen locker und leicht aus den Ellenbogen. Drehen Sie nicht den Körper und vermeiden Sie eine Anspannung der Schultern. Wiederholen Sie die Bewegung maximal 36-mal.

2. Bewegung: Der Jade-Phönix neigt den Kopf

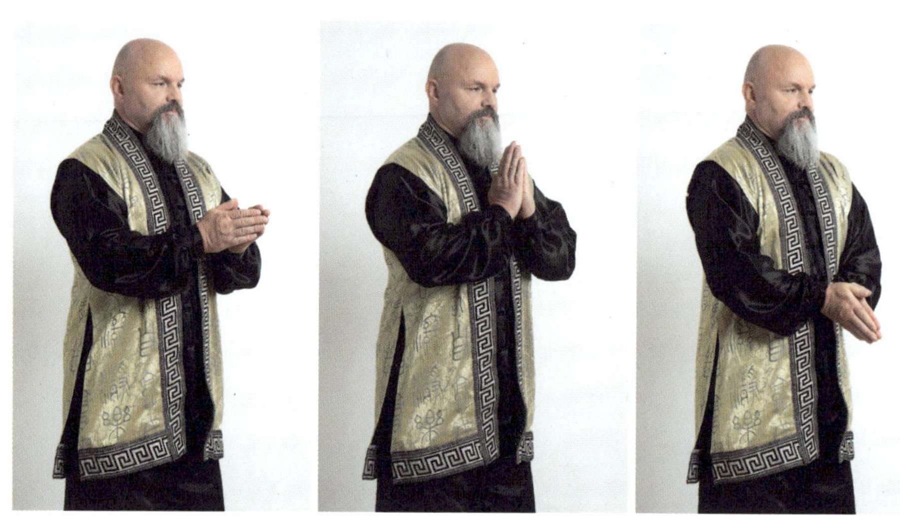

Diese Bewegung geht fließend aus der ersten hervor. Bringen Sie die Hände wieder in Brusthöhe vor den Körper. Bewegen Sie dann die Hände nach oben, bis die Fingerspitzen zum Himmel zeigen, ähnlich wie betende Hände. Lassen Sie die Oberarme locker am Körper fallen. Dann lassen Sie die Hände fallen, bis die Finger zur Erde zeigen. Die Kleinfinger können den Nabel berühren. Wiederholen Sie die Bewegung 36-mal.

3. Bewegung: Die chinesische Acht malen

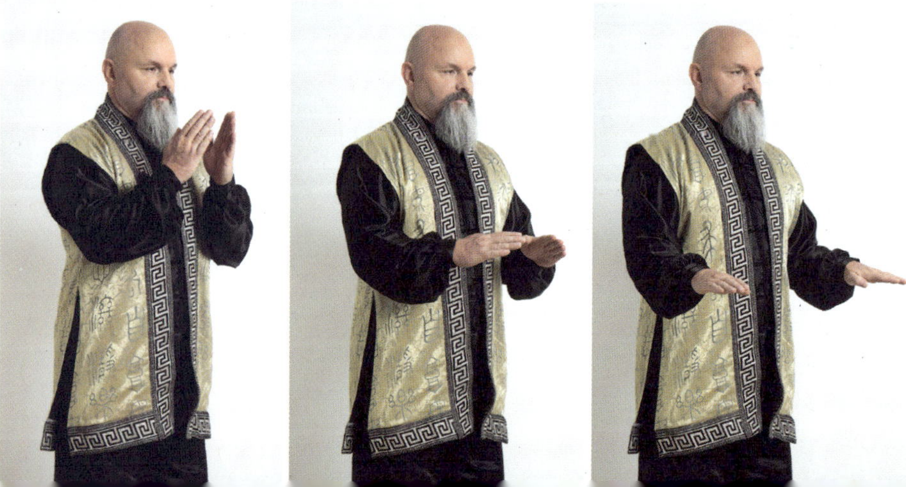

Bringen Sie die Hände zunächst in Brusthöhe, ohne die Ellenbogen zu nutzen. Die Handflächen zeigen zueinander und stehen etwa eine Ballgröße auseinander. Lassen Sie dann die Hände in einem sanften Bogen in sanfter Streckung vor dem Körper nach außen und leicht nach unten auslaufen, bis die Bewegung verschwindet. Die Handflächen drehen sich während der Bewegung zum Boden. Dann bewegen Sie die Hände den gleichen Weg sanft zurück. Wiederholen Sie die Bewegung 36-mal.

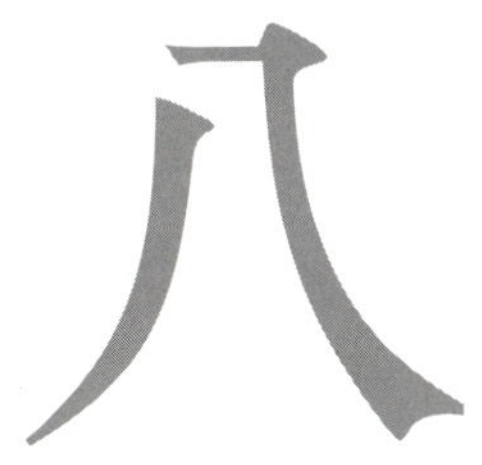

Chinesisches Schriftzeichen für die Zahl acht

Abschlussübung

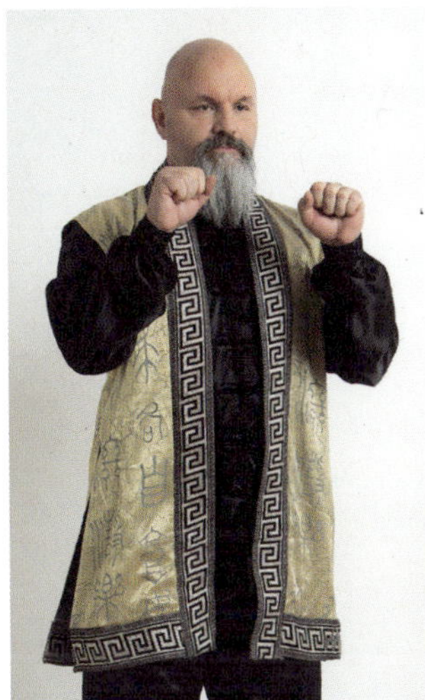

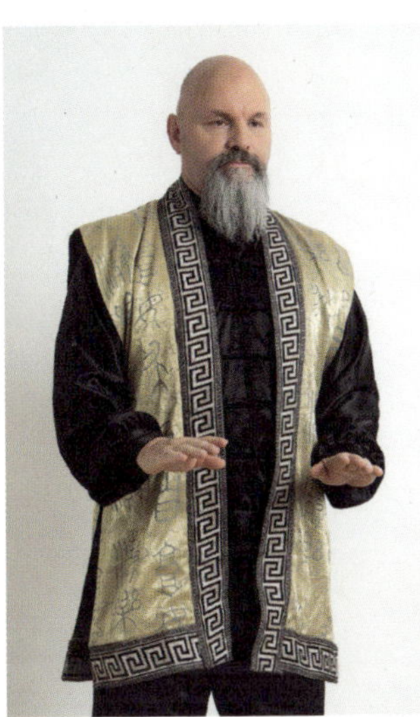

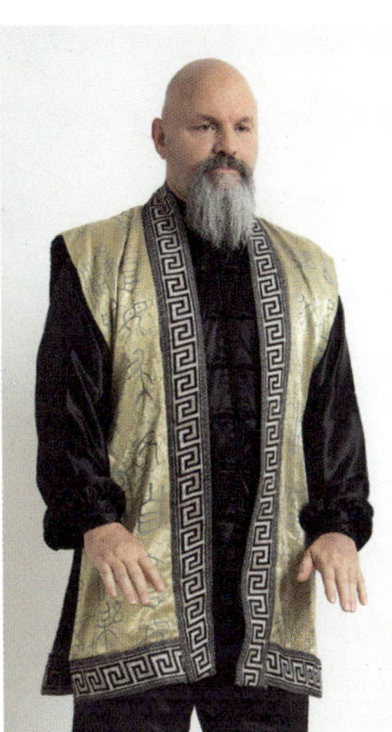

Ballen Sie die Hände sanft zu Fäusten. Bringen Sie sie vor den Körper entspannt bis in Brusthöhe nach oben (als würde man ein Handtuch hochhalten). Atmen Sie dabei ein. Öffnen Sie dann die Hände, und lassen Sie sie sanft sinken. Atmen Sie dabei aus.

Zum Abschluss können Sie die Hände aneinanderreiben, um so die Innenseiten der Handflächen (sog. *Lao-Gong*-Punkte) zu verbinden und die hier angestaute Energie auszugleichen. Reiben Sie dann mit den Händen das Gesicht, als würden Sie es mit dieser Energie waschen. Dies ist sehr erfrischend und belebend!

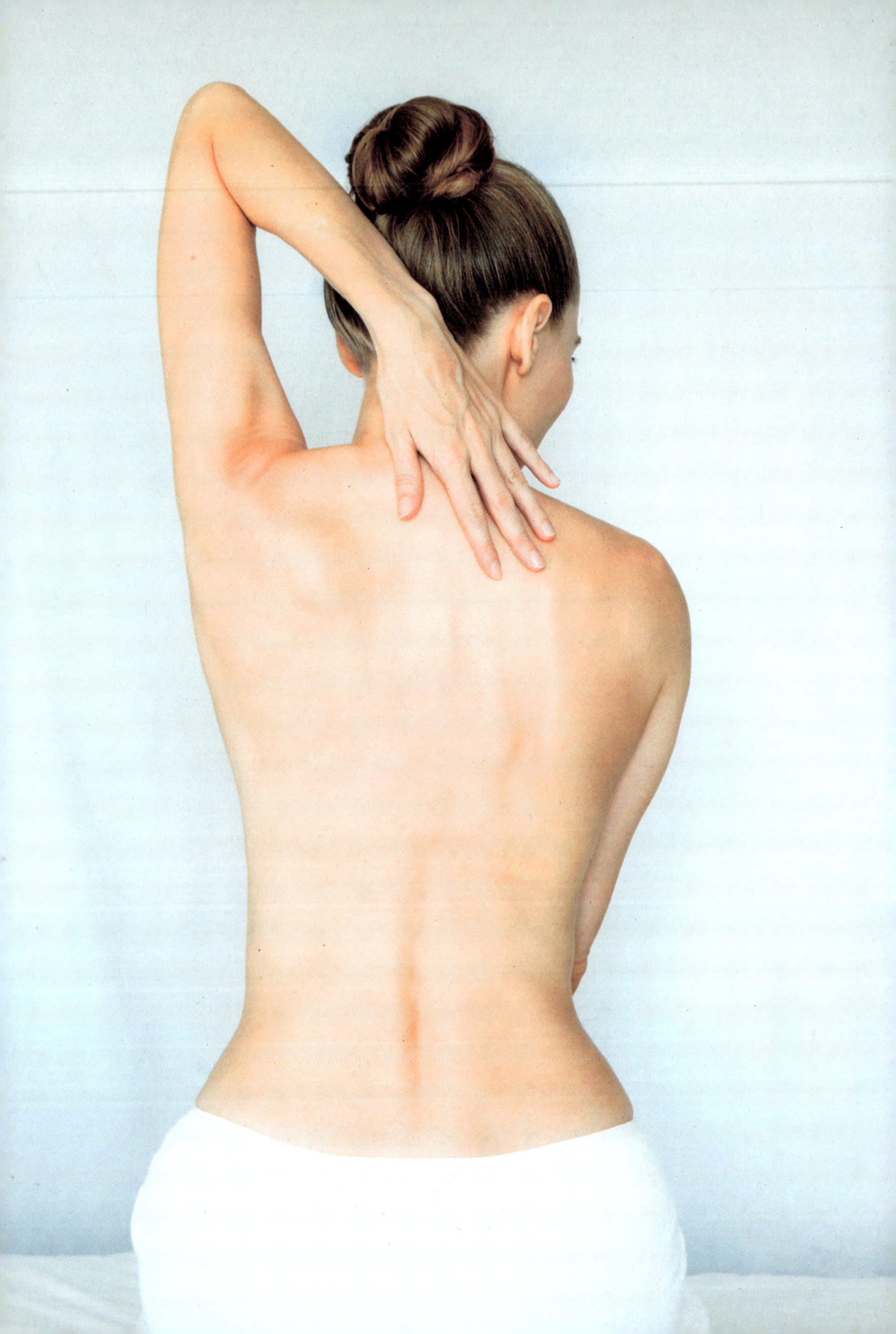

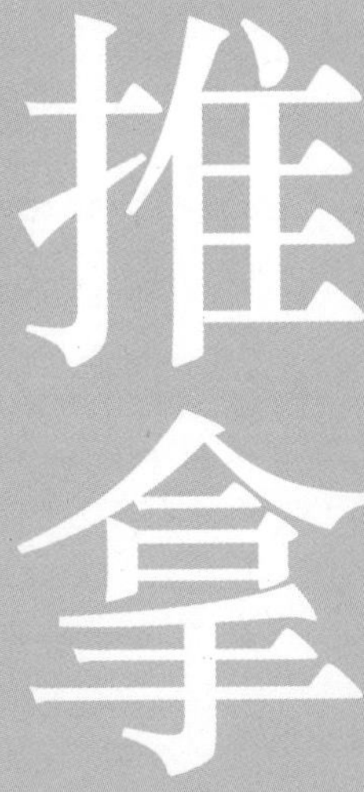

Mit Tuina und Akupressur die Selbstheilung aktivieren

Tuina, die chinesische Heilmassage, bietet auch dem Laien eine wunderbare Möglichkeit, über leicht erlernbare Techniken den Gesundheitszustand positiv zu beeinflussen. Durch Massage bestimmter Regionen und durch Akupressur ausgewählter Punkte kann der *Qi*-Fluss wiederhergestellt werden. Die Selbstheilungskräfte werden aktiviert, und die Heuschnupfenbeschwerden lassen nach. Besonders im Herbst (Übergang in die kalte Jahreszeit und heuschnupfenfreie Zeit) und im Frühling (Übergang in die Heuschnupfenzeit) können Sie viel dazu beitragen, die Organsysteme vorbeugend zu stärken, den Energiefluss anzuregen und das Gleichgewicht des Körpers zu erhalten bzw. wiederherzustellen.

Was Sie bei der Tuina-Massage und Akupressur beachten sollten

Führen Sie die Akupressur und Massage immer sehr sanft und vorsichtig aus. Die Selbstbehandlung sollte schmerzfrei und angenehm sein. Verletzte Hautstellen, Areale mit Hautpilz, frisches Narbengewebe, Bereiche mit Krampfadern massieren Sie bitte nicht. In der Schwangerschaft ist Vorsicht geboten. Bei schweren gesundheitlichen Problemen sprechen Sie vorher mit Ihrem Arzt.

Beim Auffinden des richtigen Akupressurpunkts helfen die Beschreibungen und Abbildungen – die genaue Lage spüren Sie selbst, da die Akupressurpunkte meist berührungsempfindlich sind. Verlassen Sie sich auf Ihr Fingerspitzengefühl.

Es ist sinnvoll, die Stimulation der Punkte mehrmals am Tag durchzuführen, insbesondere, wenn die Symptome verstärkt auftreten. Machen Sie mit dem Daumen oder Zeigefinger kleine kreisende Bewegungen, und stimulieren Sie die Punkte auf folgende Weise:

- Bei akuten Beschwerden behandeln Sie die Punkte bei Bedarf.
- Bei länger andauernden Beschwerden behandeln Sie die Punkte 1- bis 3-mal täglich.
- Wenn ein Punkt sehr empfindlich ist, drücken oder massieren Sie ihn nur leicht für ca. 30 Sekunden.
- Wenn ein Punkt weniger empfindlich ist, drücken oder massieren Sie ihn intensiver für 10 bis 15 Sekunden.

Die Akupressurpunkte sind meist paarig angelegt. Sie können die Punkte gleichzeitig oder auch nacheinander stimulieren.

Nehmen Sie sich Zeit, und schaffen Sie sich eine angenehme Atmosphäre. Wählen Sie eine für Sie angenehme Position. Entspannungsmusik ist förderlich.

Tuina-Massage und Akupressur für die sechs Disharmoniemuster

Im Einführungsteil haben wir Ihnen die sechs Disharmoniemuster von Heuschnupfen vorgestellt (siehe Seite 30). Im Folgenden finden Sie Anleitungen zur Selbstmassage und/oder Akupressur für jedes dieser Muster. Tuina-Massage und Akupressur können zur Linderung vieler Heuschnupfensymptome eingesetzt werden. Durch die regelmäßige Anwendung harmonisieren und stärken Sie das betroffene Organsystem.

Sie müssen nicht immer alle angegebenen Punkte bearbeiten. Oftmals ist es schon sehr nützlich, regelmäßig einen oder zwei Punkte zu drücken.

Anwendungen bei Wind-Kälte

Mit der chinesischen Heilmassage können Sie die Nase öffnen, Wind-Kälte vertreiben und das Immunsystem stärken. Wir stellen Ihnen einige Punkte vor, die Sie mit Akupressur stimulieren können.

Gallenblase 20 (Windteich): Schon im Namen dieses Akupunkturpunkts findet sich das Wort »Wind« (chin. *Feng*). Dies ist ein wichtiger Punkt, um Wind aus dem Kopfbereich auszuleiten. Er befindet sich in einer Grube seitlich am Hinterkopf in Höhe des Ohrläppchens.

Dickdarm 20 (Düfte empfangen): Dieser Punkt vertreibt Wind und öffnet als wichtiger Lokalpunkt die Nase, damit die Schleimhäute abschwellen können. Er befindet sich in der Falte, die vom Nasenflügel zum Mundwinkel reicht, auf Höhe des Unterrands der Nasenflügel.

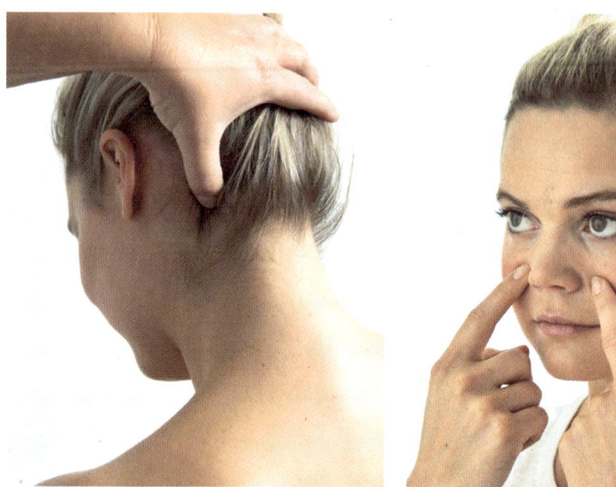

links: Gallenblase 20,
rechts: Dickdarm 20

Durchführung

Die folgende Massageanleitung dauert etwa 5 Minuten und sollte 2- bis 3-mal pro Woche durchgeführt werden.

- Setzen Sie sich bequem auf einen Stuhl, die Füße stehen parallel fest auf dem Boden, die Fußspitzen zeigen leicht nach innen.
- Legen Sie die Daumen auf den Punkt Gallenblase 20. Drücken und kneten Sie diesen Bereich 36-mal.
- Legen Sie die Hände auf das Gesicht auf und schieben Sie sie 12-mal geradlinig von unten nach oben und zurück. Bewegen Sie dann Ihre Hände, als ob Sie Ihr Gesicht waschen.
- Legen Sie die Daumenkanten auf die Mitte der Stirn, und streichen Sie die Daumen Richtung Schläfe. Wiederholen Sie dies 6-mal.
- Akupressieren Sie mit dem Zeigefinger die Schläfe.
- Akupressieren Sie mit dem Zeigefinger den Punkt Dickdarm 20.
- Greifen Sie die Ohrspitzen mit Daumen und Zeigefinger, und ziehen Sie das Ohr sanft nach außen. Wiederholen Sie dies 3-mal.
- Spreizen Sie Ihre Hände zu einem Flügel, und fahren Sie reibend über die gesamte Kopfhaut.

- Streichen und reiben Sie mit der Handfläche mehrfach über den gesamten Arm bis über die Schulter, bis Wärme entsteht.
- Reiben Sie die Handflächen schnell gegeneinander, und legen Sie die warmen Handflächen auf den unteren Rücken (Nierenareal).

Die Massage kann auch von einem Partner oder einer Partnerin ausgeführt werden. Setzen oder legen Sie sich dazu bequem hin, der massierende Partner steht oder sitzt hinter Ihnen.

Wenn Sie sich selbst massieren, lassen Sie sich die Massageanleitung von Ihrem Partner/Ihrer Partnerin vorlesen. Das erleichtert das anfängliche Üben.

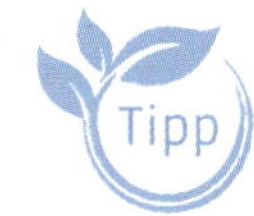

Anwendungen bei Wind-Hitze

Bei Heuschnupfen vom Wind-Hitze-Typ kommt es häufig zu Jucken und Brennen sowie Rötungen in Augen, Nase und Hals. Hier gilt es, die Hitze abzuleiten und die Organe zu harmonisieren.

Nutzen Sie dazu die unter »Wind-Kälte« vorgestellte Massageanleitung. Folgende Akupressurpunkte können Sie zusätzlich einsetzen, um Hitze zu kühlen.

Blase 2 (Zusammengelegter Bambus): Dieser Punkt hat einen besonderen Bezug zu den Augen, vertreibt Wind, kühlt Hitze und reguliert die Tränensekretion. Er befindet sich in einer Vertiefung an dem Ende der Augenbrauen, das der Nase zugewandt ist.

Lunge 5 (Ellenbogenteich): Dieser Punkt ist gut geeignet, um Hitze zu kühlen. Er befindet sich in der Beugefalte des Ellenbogens.

Magen 2 (Vierseitige Helle): Dieser Punkt vertreibt Wind und Hitze aus der Augenregion und klärt die Sicht. Er befindet sich senkrecht unterhalb der Pupille in einer Vertiefung unter dem unteren Augenhöhlenrand.

Dickdarm 4 (Talverbindung): Dieser Punkt ist der Meisterpunkt für den Gesichtsbereich und hat als Fernpunkt einen besonderen

Bezug zur Nase. Er vertreibt Wind und Hitze. Er befindet sich auf dem Handrücken auf der Kreuzungslinie zwischen Daumen und Zeigefinger, »im Tal«, wie der Name schon sagt.

Diesen Punkt (Dickdarm 4) sollten Sie nicht während der Schwangerschaft stimulieren!

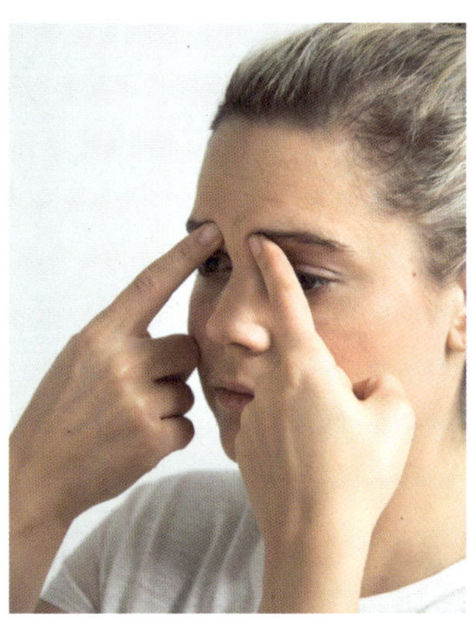

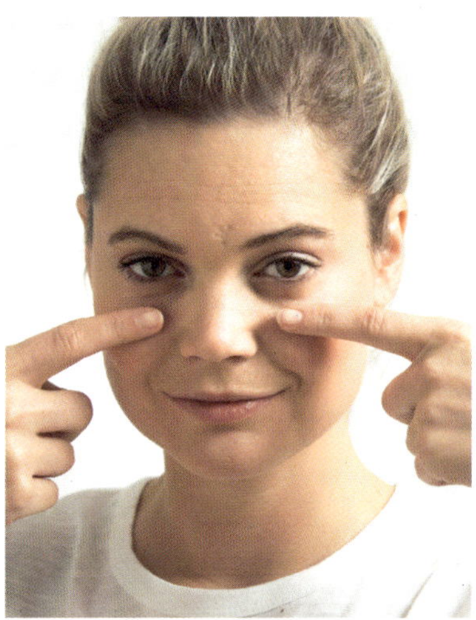

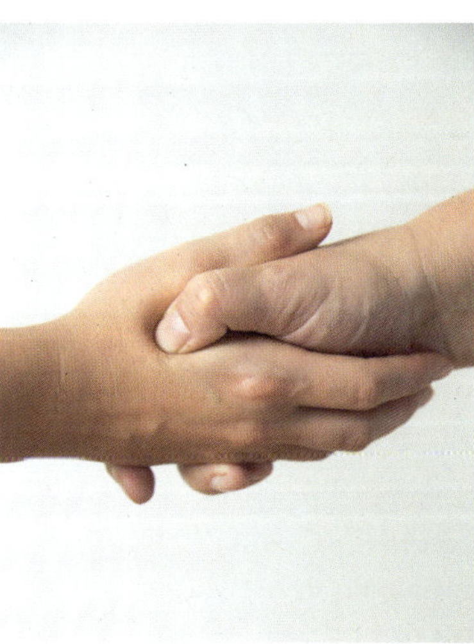

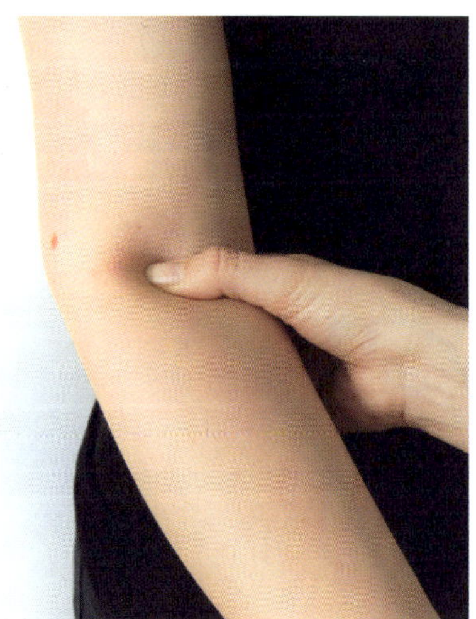

von links oben nach rechts unten: Blase 2, Magen 2, Dickdarm 4, Lunge 5

Dickdarm 11 (Gekrümmter Teich):
Dieser Punkt kühlt Hitze und hilft beim Abschwellen der Augen. Sie können ihn am besten finden, wenn Sie den Ellenbogen um 90 Grad anwinkeln. Er liegt in einer Vertiefung an der Ellenbogenaußenseite.

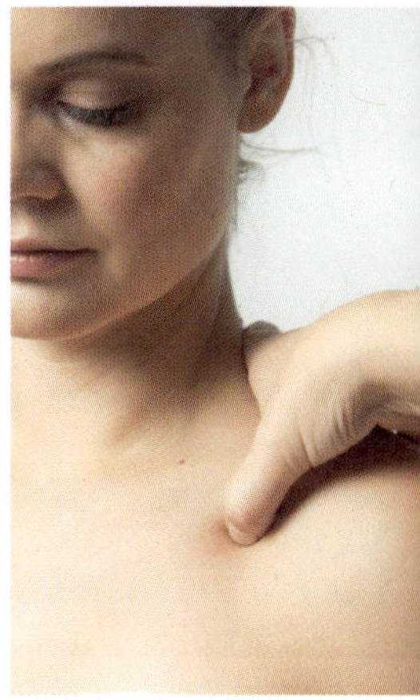

oben: Dickdarm 11,
unten: Lunge 1

Anwendungen bei Lungen-Qi-Schwäche

Diese Heilmassage stärkt die Lunge und aktiviert den Organismus.

Durchführung

- Stellen Sie sich aufrecht hin, die Füße stehen parallel fest auf dem Boden, die Fußspitzen zeigen leicht nach innen.
- Atmen Sie 3-mal tief durch die Nase ein und aus. Die Bauchdecke hebt und senkt sich.
- Ballen Sie eine lockere Faust, und beklopfen Sie den gesamten Arm. Wechseln Sie dann die Seite.
- Legen Sie die Fingerspitzen auf den oberen Brustbereich, beklopfen Sie mit den Fingern den gesamten Brustkorb.
- Akupressieren Sie dann mit dem Daumen oder Zeigefinger nacheinander die folgenden Punkte:
  - Lunge 1 (Residenz der Mitte): Dieser Punkt wirkt stärkend und beruhigend auf das Atemsystem. Er liegt drei Fingerbreiten unterhalb des Schlüsselbeins in einer Vertiefung am Brustmuskel.
  - Dickdarm 4 (siehe Seite 114)
  - Dickdarm 20 (siehe Seite 112)

Anwendungen bei Milz-Qi-Schwäche

Diese Heilmassage stärkt die Milz, leitet Schleim ab, stärkt und aktiviert den Organismus. Die wichtigsten Punkte, mit denen Sie die Milz stärken können, stellen wir Ihnen kurz vor.

Blase 20 (Milz-Punkt): Dieser Punkt befindet sich auf dem Rücken, am Anfang der Taille zwei Fingerbreit neben der Wirbelsäule. Der Punkt ist anwendbar bei einem Schweregefühl des Körpers, Schwellungen, teigigem Gefühl des Körpers und bei Erschöpfung durch die Allergiesymptome.

Milz 6 (Treffpunkt der drei Yin): Der Punkt löst Schleim und beseitigt Feuchtigkeit und Schweregefühl. Diesen Punkt finden Sie an der Innenseite des Unterschenkels, vier Querfinger über dem höchsten Punkt des Knöchels am hinteren Rand des Schienbeins.

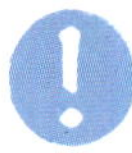

Milz 6 bitte nicht in der Schwangerschaft akupressieren.

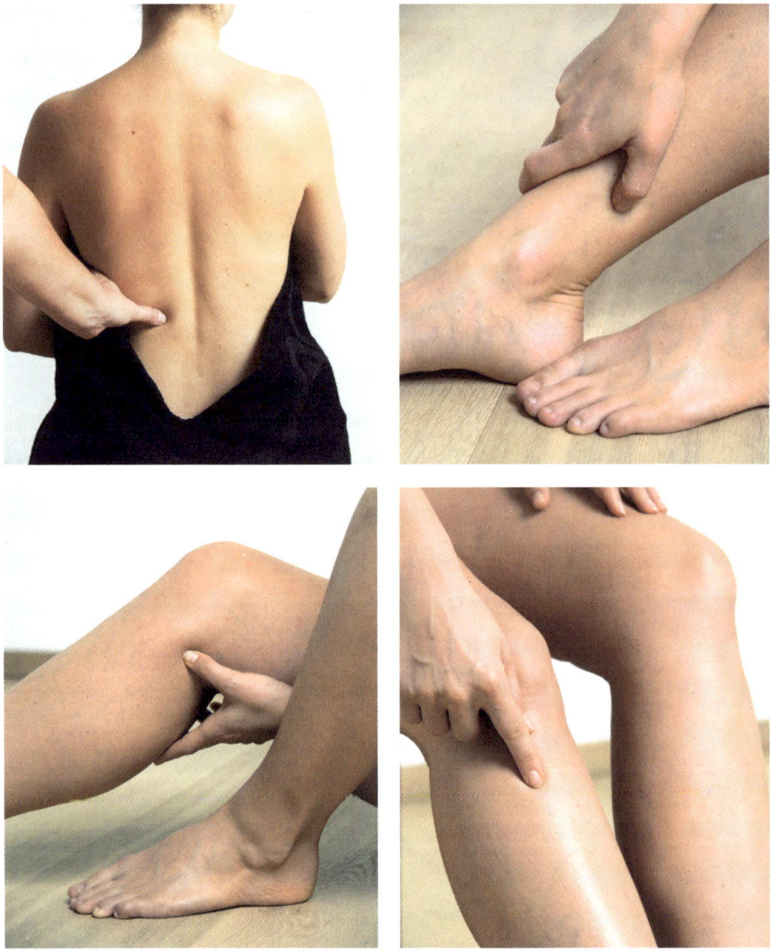

von links oben nach rechts unten: Blase 20, Milz 6, Milz 9, Magen 36

Milz 9 (Quelle unter dem Yin-Hügel): Dieser Punkt stärkt die Milz und leitet Wasseransammlungen aus. Sie finden diesen Punkt an der Innenseite des Unterschenkels, unterhalb des Knies und des oberen Teils des Scheinbeinknochens.

Magen 36 (Drei Meilen zu Fuß): Dieser Punkt stärkt die Mitte und die Abwehrkraft. Er befindet sich an der Außenseite des Unterschenkels, vier Querfinger unterhalb der Kniescheibenunterkante und eine Daumenbreite neben der Schienbeinkante (Delle ertasten).

Durchführung

- Setzen Sie sich bequem auf einen Stuhl, die Füße stehen parallel fest auf dem Boden, die Fußspitzen zeigen leicht nach innen.
- Reiben Sie mit der Handinnenfläche über das obere und untere Handgelenk, bis Wärme entsteht.
- Reiben Sie mit der Handfläche über die Fußgelenke, bis Wärme entsteht.
- Aktivieren Sie den Punkt Blase 20 durch Akupressur mit den Daumen.
- Massieren Sie kreisend mit den aufeinandergelegten Händen über den gesamten Bauch 36-mal im Uhrzeigersinn.
- Dann aktivieren Sie nacheinander die Punkte Milz 6, Milz 9 und Magen 36 durch Akupressur und gleichzeitiges leichtes Kreisen.

Anwendungen bei Nieren-Yin-Mangel

Die Niere ist das Fundament unserer Vitalität. Wollen wir diese Energie erhalten und unsere Lebensqualität erhöhen, müssen wir die Niere regelmäßig stärken.

Niere 1 (Aufsteigende Quelle) ist einer der wichtigsten Punkte zur Stärkung des Nieren-*Yin*. Er befindet sich in einer Vertiefung zwischen den beiden vorderen Fußballen, ungefähr zwischen dem vorderen und mittleren Drittel der Fußsohle. Der Name dieses Akupunkturpunkts umschreibt anschaulich die Vorstellung, dass von hier aus dem Körper die Kräfte zuflie-

Niere 1

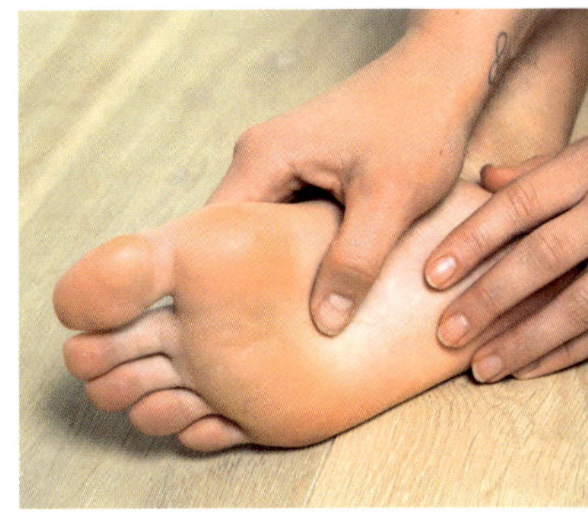

ßen. Er mobilisiert, kräftigt und harmonisiert die Niere, macht die Sinnesöffnungen frei und beruhigt.

Durchführung

Setzen Sie sich auf einen Stuhl, und legen Sie den Fuß auf das Knie. Akupressieren Sie den Punkt Niere 1 mit dem Daumen oder Zeigefinger. Zum Abschluss reiben Sie mit der Handfläche über den gesamten Fuß, bis Wärme entsteht.

Anwendungen bei Nieren-Yang-Mangel

Mit der folgenden Übung können Sie Ihr Nieren-*Yang* stärken und wärmen.

Blase 23 (Nieren-Punkt) ist als Zustimmungspunkt der Niere auf der Blasenleitbahn ein wichtiger Punkt, um die *Yang*-Energie der Niere zu stärken. Sie finden den Punkt im Bereich des unteren Rückens in Höhe des unteren Taillenbereichs beidseitig zwei Fingerbreiten neben der Wirbelsäule.

Durchführung

Stellen Sie sich aufrecht hin, und reiben Sie die Hände aneinander, bis Wärme entsteht. Legen Sie die Hände auf den Nierenbereich am Rücken, und reiben Sie mit der flachen Hand auf und ab. Dann halten Sie mit dem Daumen den Punkt Blase 23.

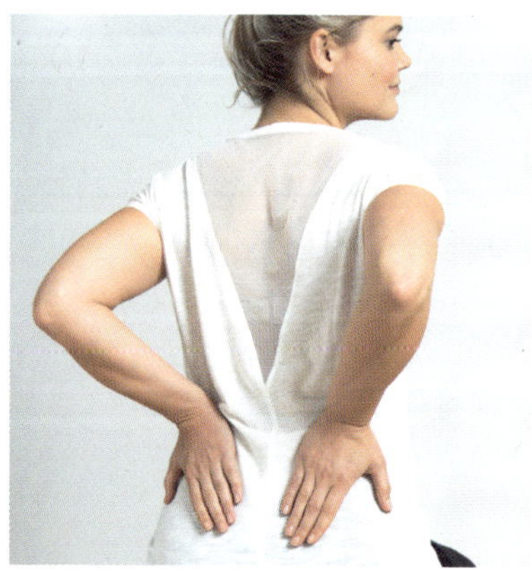

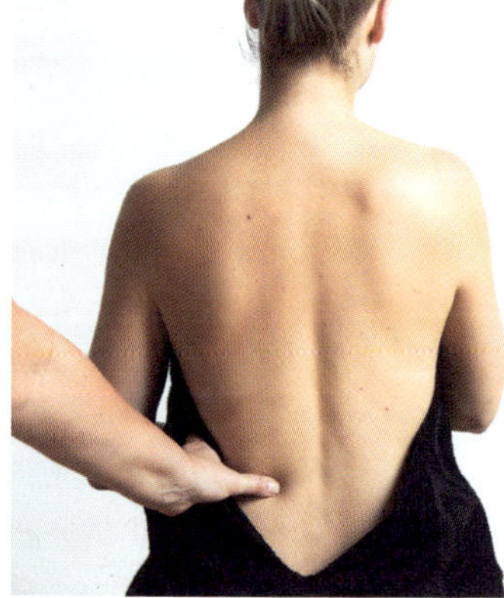

Selbstmassage für die Herbstzeit

Die Lunge, die bei Heuschnupfen eine zentrale Rolle spielt, zählt nach der Theorie der Fünf Wandlungsphasen zur Wandlungsphase Metall. Auch der Herbst ist dieser Wandlungsphase zugeordnet. Für Menschen mit Heuschnupfen ist es eine günstige Zeit, jetzt mit einer Behandlung zu starten, um das Immunsystem vorbeugend zu stärken.

Nasenmassage

Die Nasenmassage ist eine allgemein vorbeugende Massage zur Stärkung der Abwehrkräfte in der pollenfreien Zeit. Die Nase ist das Tor der Atemwege und der Lunge. Deshalb ist es sinnvoll, diesen Bereich besonders zu stärken. Dies wirkt sich positiv auf das gesamte Atmungssystem aus und ist eine Prophylaxe für die Pollenzeit.

Durchführung

- Legen Sie Ihre Zeigefinger oder Mittelfinger in den Bereich der Nasenflügel (siehe Seite 120). Dort befindet sich der Punkt Dickdarm 20 (Düfte empfangen).
- Pressen Sie diesen Punkt beidseitig und gleichzeitig 36-mal.
- Dann legen Sie die Zeigefinger neben die Nasenflügel und reiben mit den Fingerseiten neben der Nase 18-mal auf und ab.
- Eine Variante ist: Die Finger beider Hände greifen ineinander. Legen Sie dann die Daumenseiten rechts und links neben die Nasenflügel, und bewegen Sie die Daumen in der Nasolabialfalte (Falte vom Nasenflügel zum Mundwinkel) 18-mal sanft auf und ab.
- Wiederholen Sie die Massagen in den Herbst- und Wintermonaten mehrmals täglich.

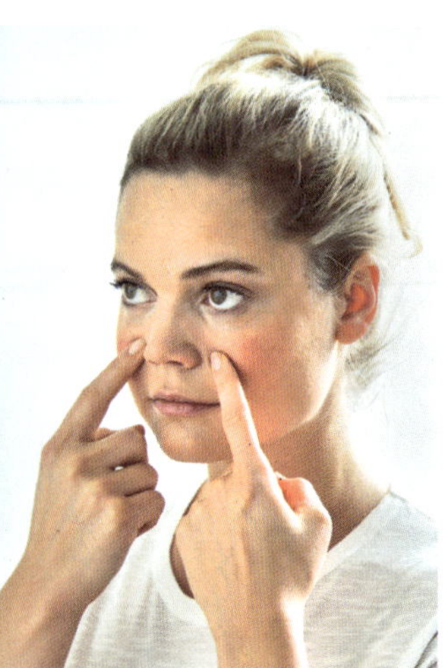

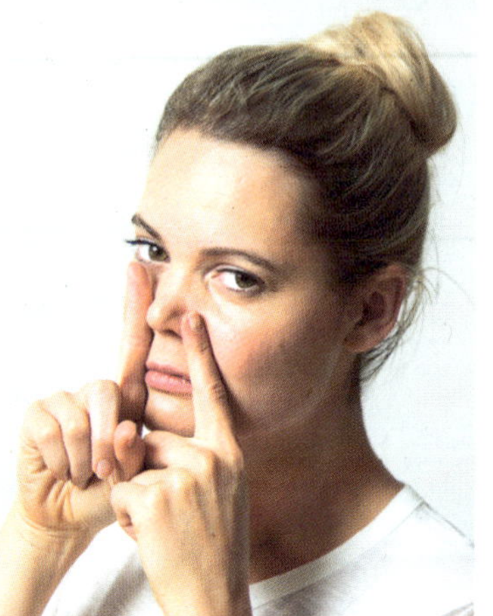

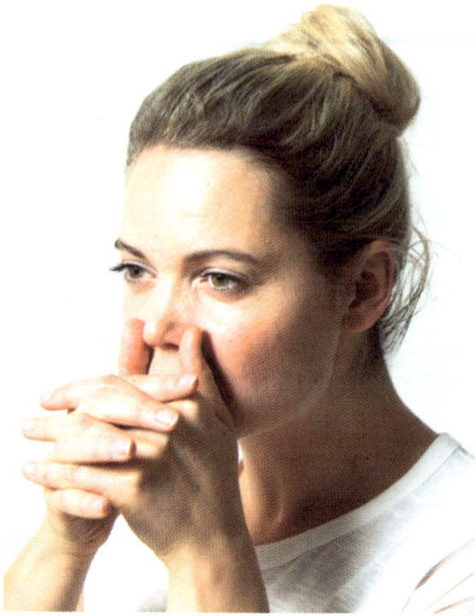

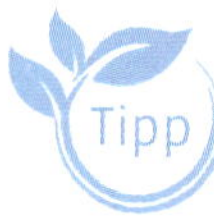

Geben Sie etwas Majoransalbe auf ein Wattestäbchen, und massieren Sie damit vorsichtig die Naseninnenwände. Die Salbe pflegt die Nasenschleimhäute, und durch die ätherischen Öle des Majorans schwellen diese besser ab. Majoransalbe können Sie leicht selbst herstellen.

Sie benötigen dazu

- 1 EL getrockneten Majoran aus der Apotheke
- 30 ml Olivenöl
- 5 Gramm Bienenwachs

Herstellung: Majoran mit Olivenöl in ein Gefäß füllen und 3 Wochen ziehen lassen. Das Öl abgießen und auf ca. 40 Grad erhitzen. Dann das Bienenwachs hinzufügen und alles gut verrühren. Die Salbe in Tiegel abfüllen.

Wichtig: Tiegel vorher auskochen

Haltbarkeit: 6 Monate

Beinmassage

Diese Massage ist eine vorbeugende Übung und kann gut in der Mittagspause durchgeführt werden. Sie vitalisiert und stärkt den Organismus und die Abwehrkräfte.

Durchführung

- Setzen Sie sich bequem auf einen Stuhl, die Füße stehen parallel fest auf dem Boden. Die Fußspitzen zeigen leicht nach innen.
- Legen Sie die Handflächen ineinander, und reiben Sie die Handinnenflächen warm.
- Legen Sie die Hände innen und außen neben das linke Knie, und schieben Sie die Hände von dort aus Richtung Fußknöchel 36-mal auf und ab. Wechseln Sie zum rechten Bein, und führen Sie die gleiche Bewegung aus.

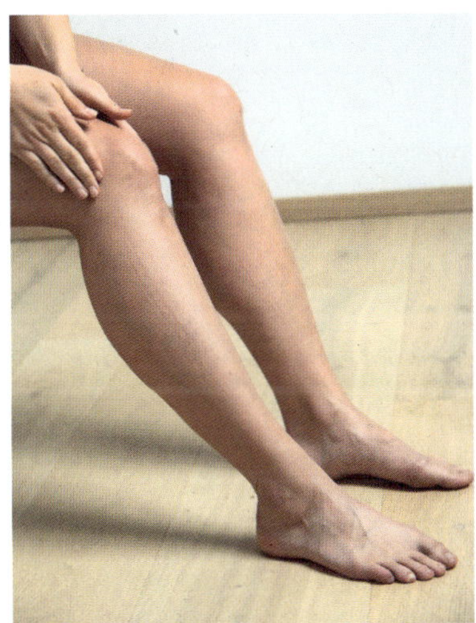

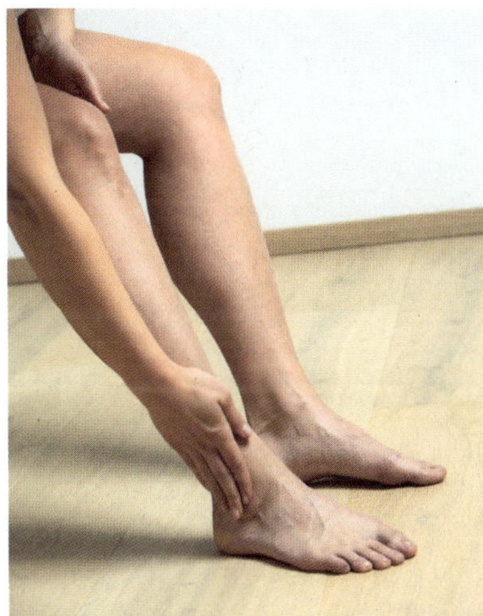

Selbstmassage für die Frühlingszeit

Der Frühling, der mit der Wandlungsphase Holz verbunden ist, ist geprägt von neuer Energie, Bewegung, explosionsartiger Kraft und dem Drang nach Dynamik. Im Frühling kommt das *Yang* wieder an die Oberfläche zurück und vitalisiert sowohl den Menschen als auch die Natur. Diese Zeit kann genutzt werden, um den Organismus zu stärken und auf die unmittelbar bevorstehende Heuschnupfenzeit vorzubereiten. Die Übung kann auch zur Linderung von bereits aufgetretenen Beschwerden beitragen.

Durchführung

- Stellen Sie sich aufrecht hin, die Beine stehen schulterbreit auseinander, die Füße haben Kontakt zum Boden.
- Atmen Sie mehrmals langsam tief durch die Nase ein und durch den Mund aus.
- Reiben Sie die Hände warm.
- Legen Sie die Hände auf das Gesicht, und schieben Sie sie 12-mal geradlinig im Gesicht.

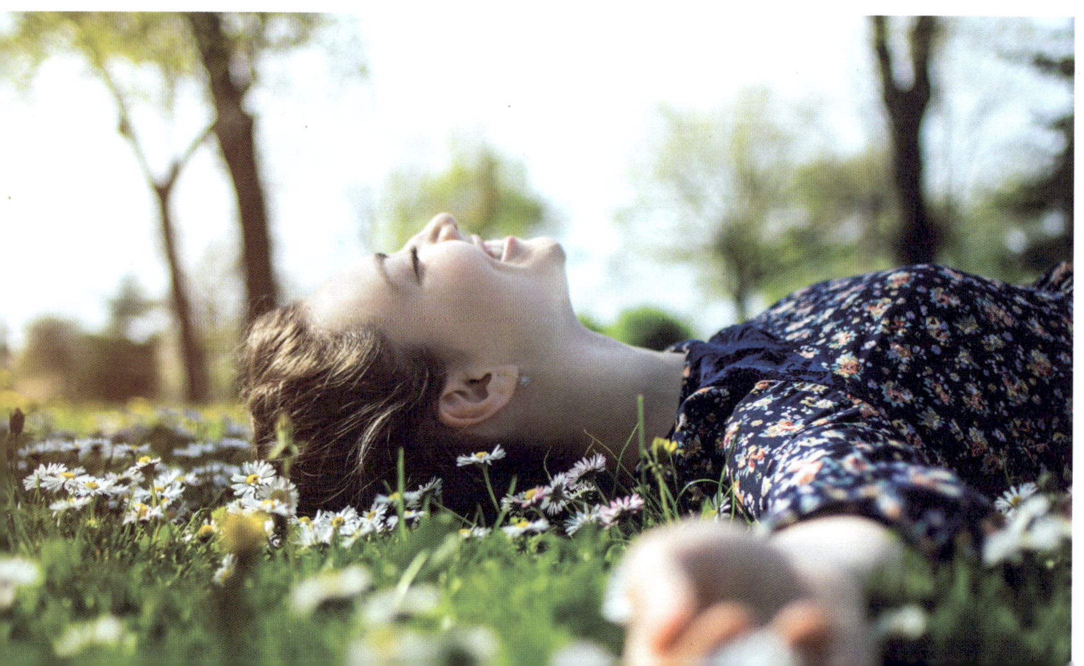

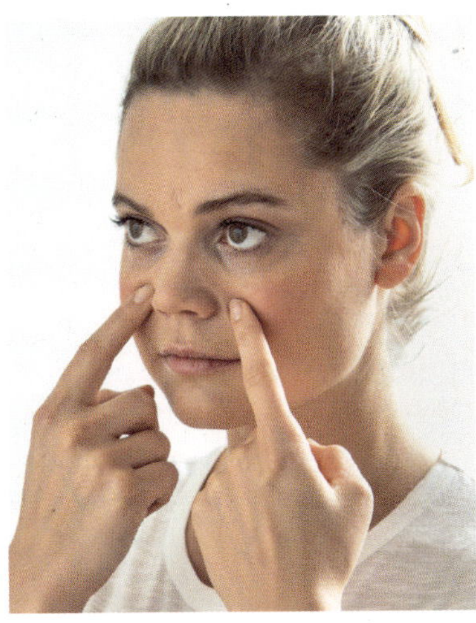
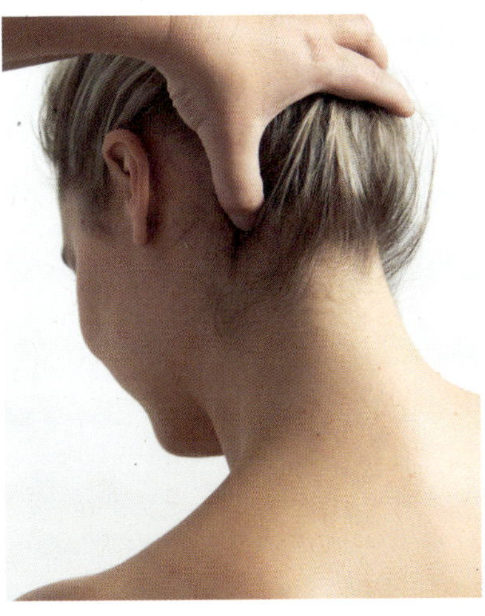

links: Dickdarm 20,
rechts: Gallenblase 20

- Pressen Sie die Schläfen mit den Daumen.
- Drücken und kneten Sie kreisend Dickdarm 20 mit den Zeigefingern.
- Beklopfen Sie das Hinterhaupt mit den Fingern.
- Drücken und kneten Sie kreisend Gallenblase 20 mit den Daumen.
- »Den Kopf waschen«: Spreizen Sie die Finger, und kämmen Sie von vorne nach hinten über die Kopfhaut die Haare (3-mal).
- Greifen Sie die Nackenmuskulatur, und heben Sie sie etwas an (12-mal).
- Ballen Sie locker eine Faust, und beklopfen Sie damit den gesamten Arm von innen nach außen (3-mal).
- Beklopfen Sie den Brustkorb kräftig mit den Fingern oder der Faust.
- Beklopfen Sie die Beine von oben nach unten (12-mal).
- Reiben Sie scharf das Kreuzbein mit beiden Händen, bis sich ein starkes Wärmegefühl einstellt.
- Schließen Sie die Augen, und ruhen Sie etwas nach.

Hilfsmittel für die Massage und Akupressur

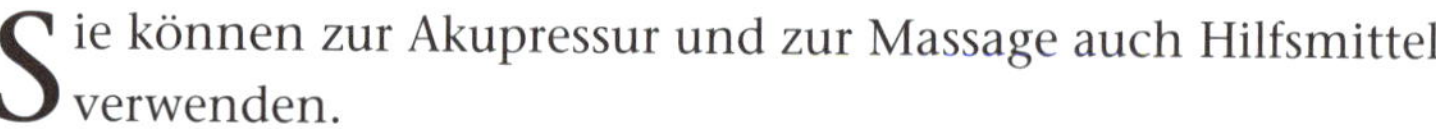

Sie können zur Akupressur und zur Massage auch Hilfsmittel verwenden.

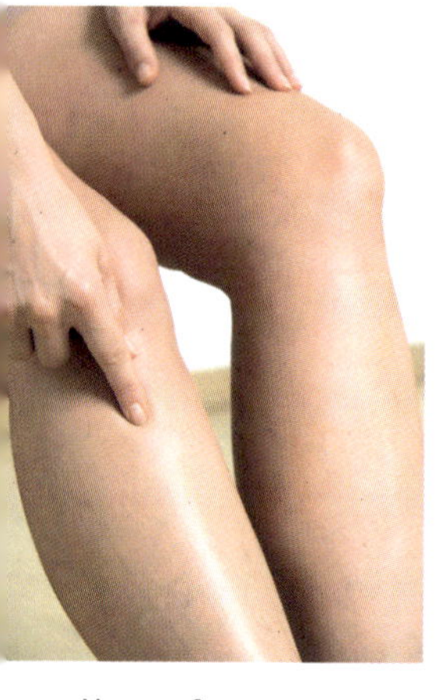

Magen 36

Für die Akupressur gibt es Massagestäbe aus Holz oder Edelstein. Die Akupressur mit Massagestäben erfordert ein wenig Training, um den richtigen Druck zu finden. Tasten Sie sich vorsichtig heran.

Die Massagen können auch mit einem Tennisball, Golfbällen, Edelsteinkugeln oder mit Qigong-Kugeln ausführt werden. Die Kugel bzw. der Ball wird auf den Körper aufgelegt und mit leichtem Druck über den Massagebereich gerollt. Auch einzelne Akupunkturpunkte können mit den Hilfsmitteln massiert werden.

Beispiel: Massage des Punkts Magen 36 mithilfe einer Kugel. Setzen Sie sich auf einen Stuhl, legen Sie die Kugel auf das Punkteareal auf, und kreisen Sie dort mit Druck bis zu zwei Minuten.

Rezepturen für Massageöle

Ein Massageöl wird verwendet, damit die Hände optimal über die Haut gleiten können und die Haut durch die starke Reibung nicht gereizt wird und sich rötet. Durch Verwendung eines Massageöls bleibt die Massage angenehm und entspannend.

Massageöle können Sie sehr leicht selbst herstellen. Dafür benötigen Sie nur ein Basisöl sowie ein ätherisches Öl.

Als Basisöl wird bevorzugt ungeröstetes Sesamöl verwendet. Das Öl hat einen wärmenden Charakter und durch die leichte Süße eine milzstärkende Wirkung. Es kann zur Behandlung des Rückens, des Bauchs und allgemein bei trockener, rauer Haut verwendet werden. Das Öl verhindert auch eine starke Reizung der Haut, die bei einer Massage ohne Öl entstehen kann. Ungeröstetes Kokosöl, Mandelöl oder Olivenöl sind ebenfalls gute Basisöle mit neutraler Wirkung. Alle Basisöle können Sie mit ätherischen Ölen mischen.

Grundregel für die Mischung: Auf 50 ml Basisöl kommen 5 Tropfen ätherisches Öl.
Die Öle sind bis zu 6 Monate haltbar.

Zwei Beispielrezepturen, die sich besonders gut bei Heuschnupfen vom Wind-Kälte-Typ eignen, möchten wir Ihnen kurz vorstellen.

Zimtöl

Zutaten:

- 50 ml ungeröstetes Sesamöl oder Mandelöl
- 5 Tropfen ätherisches Zimtöl

Herstellung: Die Zutaten mischen. Das Öl ist sofort verwendbar.

Wirkung: Das Zimtöl wird häufig bei Kälteerkrankungen eingesetzt. Es hat wärmende, Kälte zerstreuende und stärkende Eigenschaften. Zimtöl ist auch gut anwendbar zur Behandlung von kalten Füßen.

Ingweröl

Zutaten:

- 50 g Kokosöl
- 50 ml Sesamöl
- 10 Tropfen Ingweröl

Herstellung: Die Zutaten mischen. Das Öl ist sofort verwendbar.

Wirkung: Dieses Öl regt die Blutzirkulation an, befreit von Wind-Kälte und hat wärmende Eigenschaften.

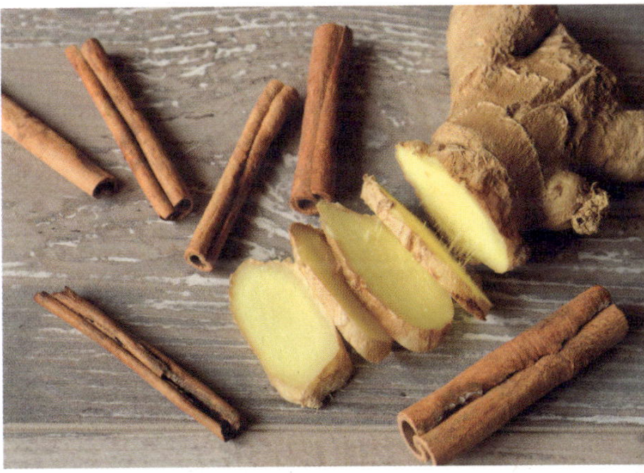

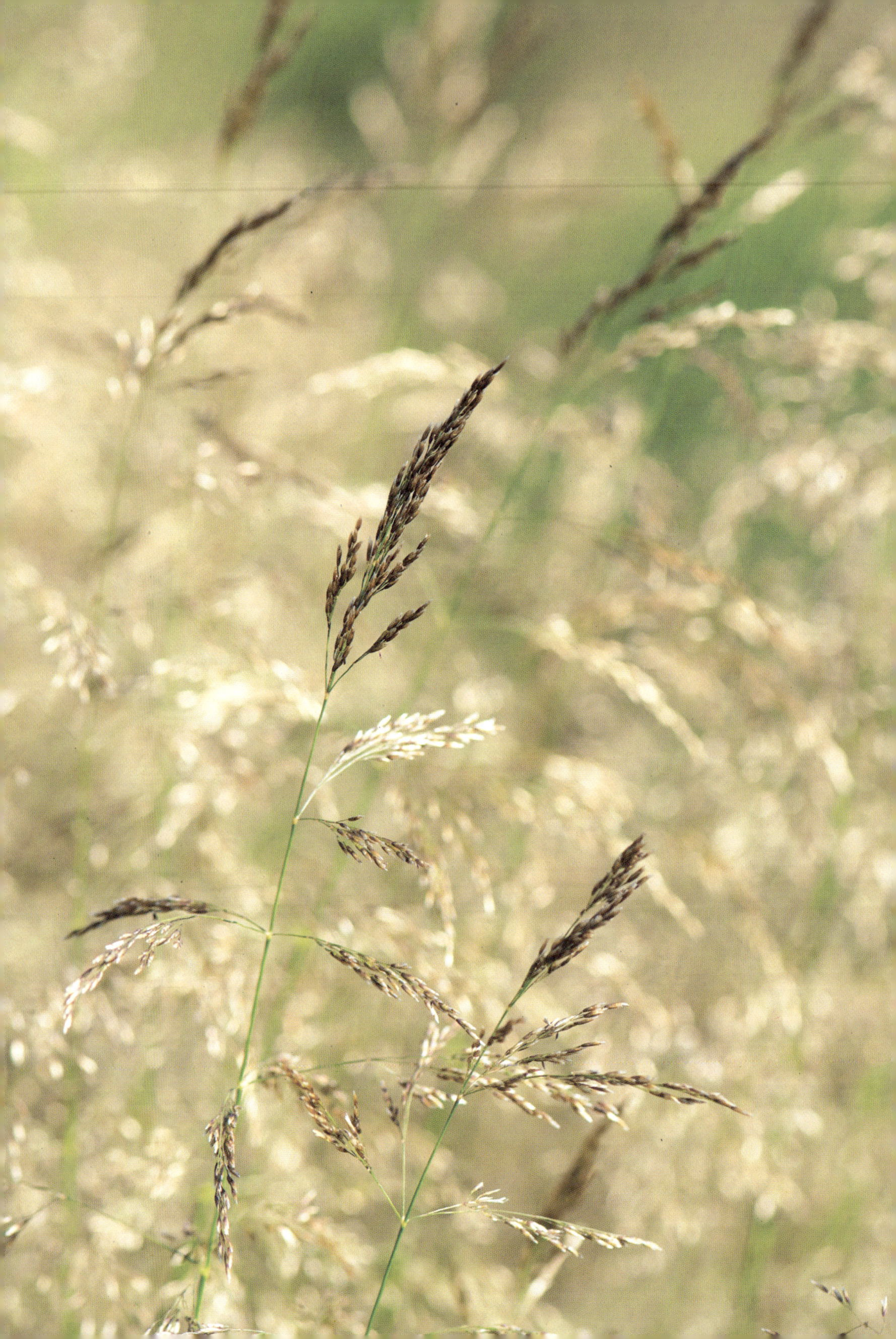

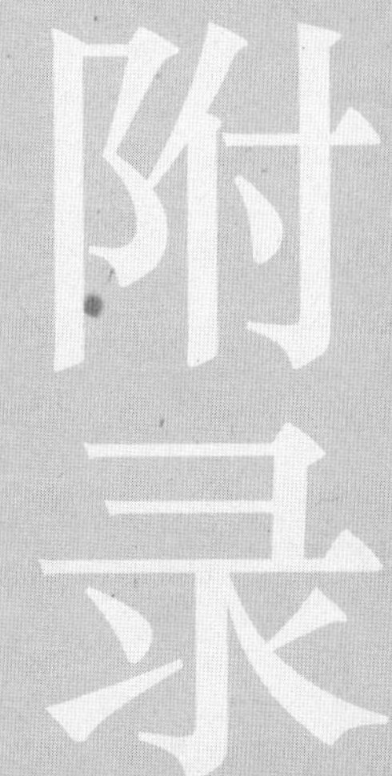

Anhang

Hinweis

Durch Forschung und klinische Erfahrungen unterliegen die Erkenntnisse in Medizin und Naturwissenschaften einem beständigen Wandel. Die Autoren haben sorgfältig geprüft, dass die in diesem Werk getroffenen therapierelevanten Aussagen und Angaben dem derzeitigen Wissensstand entsprechen. Hierdurch wird der Leser dieses Werkes jedoch nicht von der Verpflichtung entbunden, ggf. auch anhand anderer Werke zu diesem Thema zu prüfen, ob die dort getroffenen Aussagen und Angaben von denen in diesem Werk abweichen. Der Leser trifft seine Therapieentscheidung in eigener Verantwortung. Ggf. erwähnte Produktnamen sind geschützte Marken oder eingetragene Markenzeichen der jeweiligen Eigentümer, Unternehmen oder Organisationen, auch wenn sie im Einzelnen nicht ausdrücklich als solche gekennzeichnet wurden.

Bücher, Adressen & Co.

Bücher zu den Grundlagen

Drees, Angela: *Adipositas behandeln mit chinesischer Medizin.* Elsevier/Urban & Fischer, München 2006.

Kaptchuk, Ted J.: *Das große Buch der Chinesischen Medizin.* Knaur MensSana, München 2010.

Li, Christine: *Chinesische Medizin für den Alltag.* Gräfe und Unzer, München 2006.

Weidinger, Georg: *Die Heilung der Mitte.* 6. Aufl. Ennsthaler, Steyr 2015.

Bücher über Ernährung

Nichterl, Claudia: *Die Fünf-Elemente-Küche – vegetarisch.* AVBuch, Wien 2007.

Nichterl, Claudia: *Die NEUE 5 Elemente Küche. Fernöstliches Wissen – heimische Zutaten.* AVBuch, Wien 2012.

Nichterl, Claudia: *Power Frühstück. Kraftvoll in den Tag.* Cadmos, Schwarzenbek 2014.

Rieckmann, Ruth: *Kraftsuppen & Essenzen. Heilen und genießen mit den fünf Elementen.* NutriTao Verlag, Bonn 2017.

Schneider, Karola B.: *Kraftzeiten nach der Chinesischen Heilkunde: 140 einfach-originelle Kochrezepte zur Stärkung, Reinigung und für inneres Gleichgewicht.* AT Verlag, Arau 2017.

Seifert, Christiane: *Die Fünf Elemente Küche für Einsteiger.* TRIAS, Stuttgart 2013.

Stöger, Adelheid: *400 Rezepte der veganen Küche. Das Kochbuch zur China Study in Zusammenarbeit mit Claudia Nichterl.* Verlag Systemische Medizin, Bad Kötzting 2013.

Vikbladh, Cecilia: *Das Flexitarier-Kochbuch. Genussvoll leben mit viel Gemüse und wenig Fleisch.* Thorbecke, Ostfildern 2014.

Bücher zu Qigong, Taiji und Bewegung

Hinterthür, Petra; Lie, Foen Tjoeng: *Qigong*. Gräfe und Unzer, München 2013.

Jiao, Guorui; Hildenbrand, Gisela: *Die 8 Brokatübungen*. Mediengruppe Oberfranken, Bamberg 2012.

Kong, De-Shun: *Taiji-Qigong mit Meister Kong*. Verlag Systemische Medizin, Bad Kötzting 2012 (Video).

Mertens, Wilhelm; Oberlack, Helmut: *Qigong*. Gräfe und Unzer, München 2015.

Olvedi, Ulli: *Das Stille Qigong nach Meister Zhi-Chang Li*. Droemer Knaur, München 2014.

Adressen von Therapeuten finden

Adressen von Ärzten und Therapeuten für Chinesische Medizin können bei den folgenden Gesellschaften erfragt werden.

Deutschland: *AGTCM e. V. – Fachverband für Chinesische Medizin* (Ärzte und Heilpraktiker), Geschäftsstelle: Tanja Dittmann, Schafgarbenweg 1, 22844 Norderstedt (www.agtcm.de, hier finden Sie über die Suchfunktion die Therapeutenliste)

Schweiz: *TCM-Fachverband Schweiz*, Alfred Lienhard Strasse 1, CH–9113 Degersheim (www.tcm-fachverband.ch)

Österreich: *Österreichische Gesellschaft für Kontrollierte Akupunktur und Traditionelle Chinesische Medizin* (OGKA), Glacisstraße 7, A–8010 Graz (www.ogka.at)

Ernährungsberater/innen nach TCM

Ernährung nach den Fünf Elementen e. V., Mörike Straße 3, D–70825 Münchingen (www.5-elemente-ev.de)

Gesellschaft für Ernährung nach den Fünf Elementen (Verein g5e), *Kochstudio »die Pause« e. U.*, Sigmundsgasse 8, A–1070 Wien (www.tcm-ernaehrung.at)

Verband Ernährung nach den 5 Elementen (Verband E5E), c/o Cécile Künzli-Zangger, Rütistrasse 2, CH–5524 Niederwil (www.ernaehrung5elemente.ch)

TCM-Kliniken

TCM-Klinik Bad Kötzting, Erste Deutsche Klinik für Traditionelle Chinesische Medizin, Fachklinik für Psychosomatik und Psychotherapie, Ludwigstraße 2, 93444 Bad Kötzting (www.tcm.info)

Klinik am Steigerwald, Waldesruh, 97447 Gerolzhofen (www.tcmklinik.de)

Klinik Silima, Gut Spreng, 83083 Riedering (www.klinik-silima.de)

Kliniken Essen-Mitte, Am Deimelsberg 34a, 45276 Essen (www.kliniken-essen-mitte.de/tcm)

Bezug von Chinesischen Kräutern und Teemischungen

Chinesische Kräuter und Teemischung können Sie in Bioläden und Apotheken kaufen. TCM-Apotheken gibt es mittlerweile in vielen Städten; in Berlin etwa die Zieten-Apotheke, in Hamburg die Apotheke zur Alten Schmiede und in München die Schützen-Apotheke.

Viele der Apotheken haben sich in der »Arbeitsgemeinschaft deutscher TCM-Apotheken« zusammengeschlossen. Eine nach Postleitzahlen geordnete Mitgliederliste findet sich unter: www.tcm-apo.de.

Qigong-Kurse

Adressen von Schulen in Deutschland verschickt der Deutsche Dachverband für Qigong und Taijiquan e. V., www.ddqt.de. Sie können sich auch bei Ihrer örtlichen Volkshochschule oder im Internet über Kurse und Einrichtungen informieren.

Allgemeines

Einen Verband, der für die Interessen und Rechte von Patienten und Bürgern eintritt, die Komplementärmedizin in Anspruch nehmen möchten, finden Sie hier:

Gesundheit Aktiv e.V., Bürger- und Patientenverband, Gneisenaustraße 42, 10961 Berlin, www.gesundheit-aktiv.de

Über die Autoren

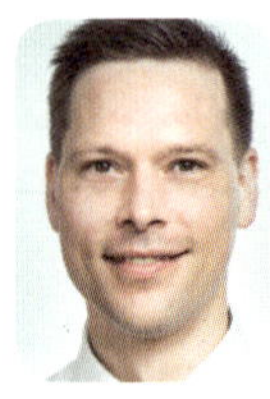

Johannes Bernot leitet eine Praxis für Chinesische Medizin in Hamburg. In China absolvierte er ein Medizinstudium mit Ausrichtung Chinesische Medizin. Dabei lernte er für mehrere Jahre bei zwei der einflussreichsten TCM-Ärzte Chinas. In Deutschland arbeitete er lange in der TCM-Klinik Bad Kötzting.

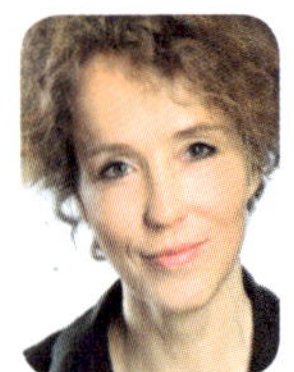

Dr. Andrea Hellwig, promovierte Wirtschafts- und Sozialwissenschaftlerin, arbeitete in universitärer Lehre und Forschung, als freiberufliche Dozentin und als Unternehmensberaterin, bevor sie umfangreiche Ausbildungen in Akupunktur und chinesischer Arzneimitteltherapie absolvierte. Seit 2011 führt sie als Heilpraktikerin eine eigene Praxis für Chinesische Medizin in Berlin. Sie leitet seit 2014 zudem als Erste Vorsitzende die AGTCM, einen der wichtigsten Fachverbände für Chinesische Medizin in Deutschland und ist Gastprofessorin an der TCM-Universität Chengdu in China.

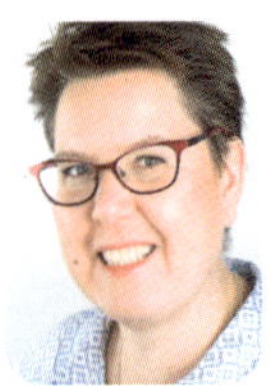

Dr. Claudia Nichterl, promovierte Ernährungswissenschaftlerin, ist Expertin für die Fünf-Elemente-Ernährung nach der Traditionellen Chinesischen Medizin. Ihr Wissen gibt sie als Beraterin und Dozentin an diversen Ausbildungsinstituten weiter. Zusätzlich veranstaltet sie Kochkurse, Seminare und Vorträge und veröffentlichte viele erfolgreiche Bücher rund um gesunde Küche und Ernährung.

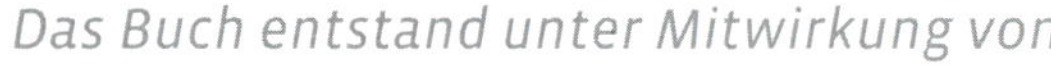

Das Buch entstand unter Mitwirkung von

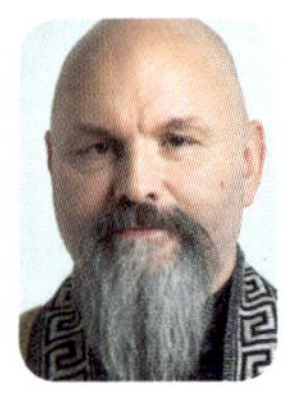

Helmut Schramm studierte bei den besten Meistern Kampf-, Heil- und Bewegungskünste wie Aikido, Judo, Taekwon Do, Kung Fu, Taiji Quan und Qi Gong. Er ist vielfacher Deutscher-, Europa- und Weltmeister sowie als Dozent und professioneller Ausbilder tätig.

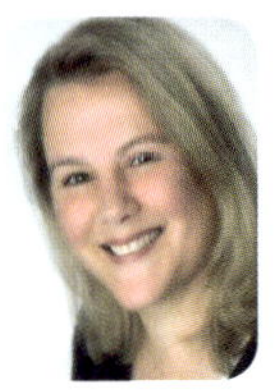

Christiane Tetling arbeitet seit 1997 als TCM- und Tuina-Therapeutin in eigener Praxis in Dortmund. Sie absolvierte ein mehrjähriges Studium der Chinesischen Medizin und ist im Bereich Aus- und Weiterbildung der AGTCM, sowie als Autorin und Dozentin im Fachbereich Chinesischer Medizin tätig. Innerhalb der Reihe ist sie für die Kapitel zur Selbstmassage und Akupressur zuständig.

Register

Bildnachweis

Bildredaktion: Daniela Laußer, Tutzing; Ines Swoboda, oekom verlag

Shutterstock: S. 6 Dudarev Mikhail, S. 12 Africa Studio, S. 13 BrunoWeltman, S. 14 o. Ulza, S. 14 u. Minerva Studio, S. 16 o. Stokkete, S. 16 u. L.F, S. 21 cl2004lhy, S. 25 magensphotos, S. 26 Elisa Manzati, S. 27 Microgen, S. 29 o. marylin barbone, S. 29 u. Nicoleta Ionescu, S. 31 HBRH, S. 32 ajlatan, S. S. 33 Domaskina, S. 35 siam.pukkato, S. 36 Photographee.eu, S. 37 Antonio Guillem, S. 38 Image Point Fr, S. 39 bitt24, S. 40 Stock-Asso, S. 41 baranq, S. S. 42 Stock-Asso, S. 43 Dragana Gordic, S. 48 olepeshkina, S. 49 Motortion Films, S. 51 o. 5PH, S. 51 u. Sunny Forest, S. 54 o. denira, S. 54 mi. Hirundo, S. 54 u. Evgeny Karandaev, S. 55 Foxys Forest Manufacture, S. 57 Iakov Filimonov, S. 58 o. Noppadon stocker, S. 58 u. KarepaStock, S. 59 Edalin Photography, S. 60 margouillat photo, S. 61 gontabunta, S. 62 bitt24, S. 63 Ryzhkov Photography, S. 71 TYNZA, S. 73 Voraorn Ratanakorn, S. 74 effective stock photos, S. 77 greatstockimages, S. 79 Ina TS, S. 80 Brent Hofacker, S. 81 Svitlana Pimenov, S. 82 Arkadiusz Fajer, S. 83 5PH, S. 85 pearl7, S. 86 Giselleflissak, S. 88 istetiana, S. 89 Elena Schweitzer, S. 91 Luca Lorenzelli, S. 92 Liv friis-larsen, S. 94 aboikis, S. 97 MAHATHIR MOHD YASIN, S. 98 showcake, S. 99 SedovaY, S. 100 Ulza, S. 125 AS Food Studio, S. 126 Oksana_Schmidt

Adobe Stock: S. 9 B. BOISSONNET / BSIP, S. 20 Alkimson, S. 23 REUTERS, S. 70 farfalla2017, S. 87 teleginatania

iStock: S. 8 4X-image, S. 10 CasarsaGuru, S. 11 webphotographeer, S. 34 horstgerlach, S. 46 Burak Fatsa, S. 50 peangdao, S. 52 Dreamer Company, S. 53 Daisy-Daisy, S. 65 PeopleImages, S. 69 trumzz, S. 75 haoliang, S. 76 arfo, S. 84 VeselovaElena, S. 122 hobo_018

Corinna Brix: S. 104–107, S. 112, S. 114–118, 120–121, S. 123–124

Carla Schwenk: S. 18, S. 20 o., S. 222

Sonstige: S. 72 Claudia Nichterl, S. 103 Fotolia/Ulza, S. 132 Autoren

Nachhaltigkeit bei oekom

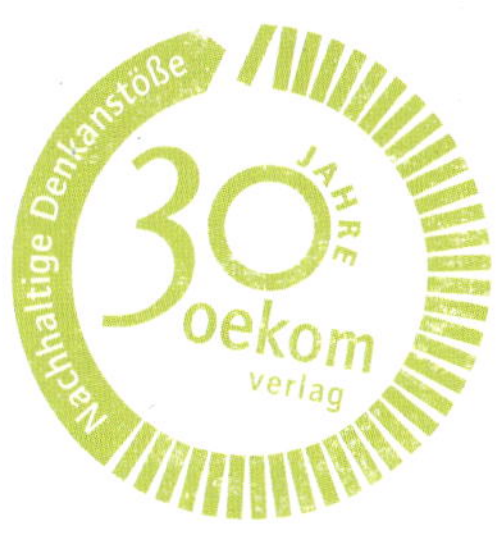

Die Publikationen des oekom verlags ermutigen zu nachhaltigerem Handeln: glaubwürdig & konsequent – und das schon seit 30 Jahren!

Bereits seit 2017 verzichten wir bei den meisten Büchern auf das Einschweißen in Plastikfolie. In unserem Jubiläumsjahr machen wir den nächsten Schritt und weiten den Plastikverzicht auch auf alle ab 2019 erscheinenden Hardcover-Titel aus.

Auch sonst sind wir weiter Vorreiter: Für den Druck unserer Bücher und Zeitschriften verwenden wir vorwiegend Recyclingpapiere (mehrheitlich mit dem Blauen Engel zertifiziert) und drucken mineralölfrei. Unsere Druckereien und Dienstleister wählen wir im Hinblick auf ihr Umweltmanagement und möglichst kurze Transportwege aus. Dadurch liegen unsere CO_2-Emissionen um 25 Prozent unter denen vergleichbar großer Verlage. Unvermeidbare Emissionen kompensieren wir zudem durch Investitionen in ein Gold-Standard-Projekt zum Schutz des Klimas und zur Förderung der Artenvielfalt.

Als Ideengeber beteiligt sich oekom an zahlreichen Projekten, um in der Branche einen hohen ökologischen Standard zu verankern. Über unser Nachhaltigkeitsengagement berichten wir ausführlich im Deutschen Nachhaltigkeitskodex (www.deutscher-nachhaltigkeitskodex.de). Schritt für Schritt folgen wir so den Ideen unserer Publikationen – für eine nachhaltigere Zukunft.

Dr. Christoph Hirsch
Programmplanung und
Leiter Buch

Anke Oxenfarth
Leiterin Stabsstelle Nachhaltigkeit